JN303617

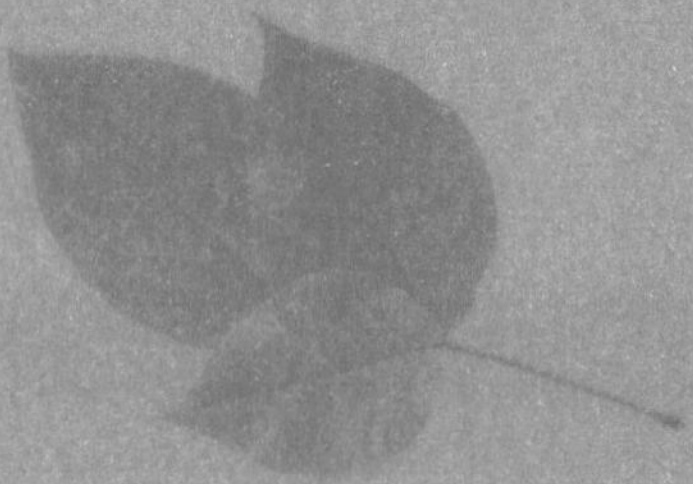

「ありがとう」と言えてよかった。

荻田千榮

まえがき

後悔しない看病や介護をするには？
告知は、いつ、どのようにしたらいい？
縁ある人が死の間際にいるとき、どうしてあげたらいい？
愛する人を看取《みと》った後の、心の空洞を埋めるには？
だれもが、人生のなかで一度はこんな問いに出会うのではないでしょうか。
そして、できるものなら死は見たくないと願います。

かつて死は医学の敗北と言われ、延命を求めた時代がありました。多くの人が延命の苦しさのなかで亡くなっていきました。やがて人生の長さではなく質を求め、死を見つめ受け入れる時代になりました。そして今、高齢化が進み、老いても死ねない時代になったと言われています。

しかし、人はいつか必ず死を迎えます。その死に対して、逝《ゆ》かんとしている方も、見守る方も、なぜ人は死ぬのか、死んだらどうなるのかわからない不安のなかで、ますます死を恐れています。

私もそうでした。看取る職業を選んだナースの私が死を恐れ、死から逃げていたのです。

ある日、このままではいけないと思い、私は「死から逃げないナースになろう」と決心しました。そのとき以来、死に直面した患者さんと共に死への不安と向き合うようになったのです。

前作『あなたがいてくれてよかった。』では、そんな私の新人のころの、看取りの話を紹介させていただきました。

それは、苦しみながら亡くなっていく方を前に、「こんなふうに死んではいけない。人は安らかに死ぬ権利がある」という怒りにも似た思いを抱《いだ》いた日々から始まり、愛する人と別れなければならない方たちの悲しみを見つめ続けた記録でもあります。

できればすべての方に、最期は、愛あふれる気持ちになって安らかに旅立っていただきたい――。そのために、逝く人も見送る人も「死」に対してどんな心構えを持てばいいのかを、読者の皆様と一緒に考えたいと思ったのです。

発刊後、読者の方々から、亡くなって何年も経《た》つのに、ずっと家族や縁ある人の死を受け入れられずにいること、愛する人を失った悲しみをだれにも言えなかったこと、介護は終わっているのに、そのときの苦労から解放されていないことなど、たくさんの思いを聞かせていただきました。
お話を聞いて、なんと多くの方が、大きな悲しみや苦しみを抱えたまま、ひとりで生きているのだろうと思い、胸が詰まりました。

そこで今回は、患者さんを看病・介護していた方々から学ばせていただいたことを中心に、感謝の気持ちと共に、ご紹介したいと思ったのです。
そもそも私自身、最近になって、老いた母親を介護するようになり、そうした学びが身にしみるようになったことも、大きな理由のひとつです。

愛する人の老いや病に直面したとき、まわりの人々は、いろいろな選択を迫られます。治療の方法はどうする？　退院後の生活は？　介護はだれがするのか？　……。

看病や介護の渦中にあっては、何が最善の選択かがわからず、不安でしかたがないものです。そして、なぜか看病や介護は、家族のなかのひとりが担うことになる場合が多いのです。それはとても孤独なことです……。

そんな孤独な戦いの日々、先の見えない介護の連続に疲れ、ふと自分の心が鬼のようだと感じるときさえあるのではないでしょうか。

けれども、そうした苦しみのなかでも、介護し看取る側の方々は、それぞれに煌《きら》めきの瞬間とも言える体験をしている――。

心の揺れや、他人との葛藤《かっとう》に折り合いをつけていくなかで、人生に深みを増す心の糧、幸せの種のようなものを、どこかで必ず得ていらっしゃいます。

介護をしているそのときは、わかりません。でも悩みの渦中では気づかなかった〝宝物〟の存在に、ずっと後になって気づくことも少なくありません。

本書では、こうしたことを少しなりともお伝えできればと思っています。8つの物語は、私のナース時代から看護学校の教師時代にわたっており、すべて実話に基づいていますが、お名前や年齢その他、一部の設定を、関係者にご迷惑が及ばないように変えさせていただいております。

私がたくさんの方から学ばせていただいた愛の物語を、少しでも多くの方に受け取っていただけたなら、そして、読者の皆様の気持ちが少しでも楽になったなら、これに勝る喜びはありません。

二〇〇八年一月

荻田《おぎた》千榮《ちえ》

「ありがとう」と言えてよかった。

目次

第1話

チーフ、よくがんばられました

「同じ女性としてイヤ!」

看取りは、いつも突然にやってくるものです。

友人の娘の直ちゃんは、大学を卒業してすぐに化粧品会社に勤めて2年目。とても元気で、何でも要領よくさばいて生き渡っていくタイプの女の子です。まだまだ遊びたい、という学生気分を漂わせつつも、競争が激しい業界のなか、職場では毎日しごかれ、必死に努力している様子です。私が、その友人の家を訪ねると、直ちゃんは決まって職場の話をします。

「おばちゃん、うちの上司は、どうしてあんなにきついんやろ? 昨日もね……」

直ちゃんは、私のことを〝おばちゃん〟と呼びます。

「柳沢洋子チーフ、のことやね。もう何回も聞いたから、名前覚えたわ」

「そうそう。仕事はバリバリだし、きれいな人なんやけど、きついの。新人の女の子は、チーフに名前呼ばれるだけでストレスになるみたい。チーフは、イケメンはかわいがるけど、そうでない子や、仕事ができない男の子は嫌いみたいで感情的に怒る。そんなところも、同じ女性としてイヤ！」

「あら、直ちゃんも後輩の心配するようになったんや。それだけ去年1年がんばったということかな」

「そうかなあ。でも私、まだまだ仕事できないし……」

「上司の姿を見てると、いい勉強になるでしょ」

「そうやけど、見たくないって思うときもあるわ。女性は管理職になると、みんなあんなふうに厳しくなるのかしら？　私はゼッタイ、イヤ。おばちゃんは、管理職なのに、きつい感じがしないから、みんながチーフみたいなわけじゃないとは思うけど」

「私も職場ではきついかもよ」

そんなふうに、軽く受け流していました。

「私、どうすればいいの？」

ある日のことです。いつもと違った真剣な表情で、直ちゃんが話しかけてきました。

「おばちゃん、あの柳沢チーフが交通事故で入院したの。もう1カ月くらい経《た》ったんだけど、打った頭のどこかが悪くなったとかで、意識がないままなの」

「え？　1カ月も意識がない？」

「うん、ときどきお見舞いに行くんだけど、人工呼吸器つけていて……。そういうの、見てるだけでもつらいわ」

「家族は、付き添っているの？」

「チーフは、あんまり個人的なこと、話したがらなかったから……。職場の人も、家族のことはよく知らないって。ひとり暮らしみたいやったけど、離婚したらしいとか、いろいろ噂《うわさ》されてたわ。実家が九州とかで、連絡はついてるみたいだったけど」

「チーフは、おいくつだっけ？」

「う〜ん……40歳、くらい、かな」

「きれいな人だったそうだけど、その状態だと、お顔もずいぶん変わってしまったんじゃない？」

「そうなの。もう、面影がほとんどないくらい」

「そういうチーフを見るのは、つらいよね」

「うん……。チーフはいつもスーツでキメて、きれいにしてたから。それに、私たちにはお化粧のこととか、うるさいくらいに注意してたから。今の姿は、チーフ自身がいちばん嫌がっていると思う。……おばちゃん、私、どうすればいいの？」

直ちゃんの気持ちと、柳沢洋子さんの状態が、リアルに浮かび上がってきました。

直ちゃんは、柳沢さんが元気だったときは、上司のようにはなりたくない、あんな人生は生きたくないと思っていました。それは今も変わらないようです。

けれども、「チーフをこのままにしてはいけない」という思いは、どこからか湧き上がってくるのでしょう。「何とかしてあげたい」という叫びにも似た気持ちが、直ちゃんから伝わってきました。

柳沢さんは、このままでは元気になることもなければ、話すことも意思表示もできず、逝《ゆ》くことすらできません。それは気の毒です。何とかしなければいけないと、私も思いました。

「おばちゃん、チーフは何もわからへんの？　おしっこの管を通されて、点滴で栄養を送られて、人工呼吸器から酸素を送られて息をしているだけなん？　心臓が動いているだけなん？」

意識がなく、人工呼吸器で呼吸をしている人を見ていると、確かに〝心臓が動いているだけ〟のように見えます。それが唯一、生きている証《あかし》のように思えます。

「直ちゃん、チーフは心臓だけが動いているんやないのよ」

「え？」

「心も動いているのよ」

「え？　そんなら、私の話もわかっているの？」

「そう。でも、私たちにはそれが読みとれないだけだと思う。意識がなくても、聞こえているし、感じとる力もある」

「そうなん？」

「ほんとうのところは私にもわからないけど、たとえ何の反応もなくても、〝この人は何もわからないんだ〟と思って接するのと〝わかっている〟と思って接するのとでは、ずいぶん違うはず。自分が患者だったら、やっぱり〝わかっている〟と思って接してほしいよね」

「うん、私もそうしてほしい」

「意識があるかないか、ほんとうはだれにもわからない。でも、わからないから、いいかげんに接していいということじゃないと思う。相手はわかっているのだと思って接していきたい、そんな感じかな」

直ちゃんの頰《ほお》を、涙が静かに伝わっていきました。

「なんか……それ、わかる……。うまく言えないけど、そうだと思う」

「それとね、私が今まで看《み》てきた患者さんたちのなかには、意識がなくて、何もわからないと思われてたのに、娘さんの言葉を聞いて涙を流した人もいたのよ。

心臓マッサージで生き返った人のなかには、心臓が止まっている間、医師やナースの会話が全部聞こえてたっていう例もあったよ。

まわりの私たちが、その人は意識がないからわからないと思ってるだけで、本人は、たぶんわかってると思うな」

「だからチーフは、1カ月間、意識がなくても生きているんやわ。伝えたいことがあるのかもしれない。わかってほしいことがあるのかもしれない」

〝思い〟を伝えたい

突然の事故に遭《あ》ったチーフの無念さを思い、直ちゃんは矢も楯《たて》もたまらないようです。

「私には、チーフが悲しんでいるような気がする。こんな人生のはずやなかったって」

「ほんとうは優しい人だったかもしれないね」

「そうだと思う。でも、仕事は結果を出さないといけないのに、部下の私たちはあまり仕事できないし。それにチーフってほんとうは、人との接し方も不器用だったんだよねえ。そんなチーフのイライラを、だれもわかってあげなかった……」

「女性の管理職はつらいわね、男性もつらいけどね」

「チーフは孤独やったんや……」

「そうやね」

「ずっと、孤独やったんや……。私、明日お見舞いに行ってくる。でも、行って何をしてあげればいいの？」

私は、直ちゃんに、ぜひしてほしいことがありました。それは、直ちゃんの〝優しい思い〟をチーフに伝えることでした。


「チーフにお世話になったことといっぱいあるでしょう」

「あるある、いっぱいある」

「チーフのいいところも、あるでしょう」

「う〜ん……あ、あったあった。職場でいちばん努力してたと思う。他の部署にも女性のチーフがいるけど、柳沢チーフのほうが賢いと思う。仕事でミスした私たちの代わりに、部長に謝ってくれたこともあった。

落ち込んでいると、そっとケーキを買ってきてくれたこともあったわ。……なのに私たち、文句ばっかり言ってた」

「ふうん。いいとこあるやないの。明日お見舞いに行ったとき、それを言ってあげたら？」

「うん、言ってくる。でも、今さら遅いかな」

「そんなことないと思うよ。間に合うといいね。たぶん……間に合うよ」

私はそう言いながら、心のなかで、間に合ってくれることを祈りました。柳沢洋子さんのために、そして直ちゃん自身のために。

だれかの優しい一言が魂を救う

それから3日後、直ちゃんから電話がありました。

「あー、私の心臓、まだドキドキしてるわ。

今日は、会社は忙しいんやけど、これだけはおばちゃんに伝えておかなあかん、そう思って、電話したの。

おばちゃん、私、あれからチーフのところに行ってね、おばちゃんと話したことを言ってみたの。『今までのこと、感謝してます。ありがとうございました』って。

でもチーフは何の反応も示さなかったから、やっぱりわからなかったかなあって思って帰ってきたの。

そしたら次の日、病院から会社にチーフが亡くなったと電話があって。私がお見舞いに行った次の日の明け方、心臓が止まったんだって。もう私、驚いたわ……。今ごろになって、もっと一緒に仕事したかったって、やりきれなくなって。

あ、仕事に戻らないと。またね」

息継ぎもせず一気にそこまで話して、直ちゃんは電話を切りました。

私は大きく深呼吸をしました。

（直ちゃん、よくやったね。間に合ってよかった――）

直ちゃんにとって、日ごろのいろいろな感情を思い切って横に置き、他の人の、人生すべてがかかっていると言ってもいいような深いところの気持ちを汲《く》んで、心を寄せることができたのは、大きな経験になったに違いありません。

私も、一度も会ったことのない、柳沢洋子さんに思いを馳《は》せてみました。ひとりで管理職としてバリバリがんばっていた女性が、ある日突然、事故に遭って人工呼吸器をつけられベッドに寝ているのです。いろんな思いをいっぱい抱えたまま、逝くこともできず、戻ることもできない。

魂が彷徨《さまよ》っているように感じました。

そんなとき、だれかの優しい一言が魂を救うのではないか――そう思うのです。

家族に限りません。医師でもナースでも、仕事の関係者でもいいのです。少しでも〝縁〟を持った人が、患者さんの今までのしんどさやがんばりを、心から労《ねぎら》ってあげたい。その人をよく知る間柄だったら、「ありがとう」の気持ちを伝えたい。そうした優しい思いが、安らかに旅立てるように、そっと背中を押すのではないか、と――。

柳沢洋子さんも、直ちゃんの言葉と思いに、ようやく〝わかってもらえた、理解された〟と安堵《あんど》したのだと思うのです。

「柳沢チーフ、お疲れ様でした。

私も管理職の立場で仕事をしてきたから、あなたの苦労はよくわかります。もうこの世に思いを残すことなく旅立たれたんですね」

私は心のなかで、そう声をかけました。

以来、私も、意識のない患者さんにだけでなく、亡くなった方にも、「よくがんばられましたね。お疲れ様でした」と、声をかけるようにしています。

第2話

私が着くまで逝かないで！

夢を追いかける元カレ

私の友人で同僚の章子とは、看護学校時代からの付き合いで、何か困ったことがあるとお互いによく相談し合う仲でした。

ある日、章子がいつになくあわてて飛んできました。

「康太郎が事故に遭《あ》って危ないらしい……。今、電話があった」

「え!?　康太郎さんが?」

「私、今から、病院に行ってくるわ」

康太郎さんというのは、1年前に別れた章子の元カレです。

章子と康太郎さんは、丹後半島にあるM高校のクラスメートでした。同じ吹奏楽部で、全国大会に出場した仲間でもありました。章子は高校を卒業して、京都市内の看護学校に進学。康太郎さんは大阪の大学に行き、卒業してから、地元のK高校の教師をしていました。

2人は卒業後、吹奏楽部の同窓会で再会し、それから付き合うようになったのです。自然とお互いに結婚を意識するようになったとき、章子は彼の実家がお寺であり、一人息子の康太郎さんが教師をしながら、やがてお寺を継ぎ、住職になることが気になり始めました。

康太郎さんは、いつか自分のお寺に幼稚園を併設し、地域の子どもたちを教育したいという夢を持っていました。章子も、できるものなら、彼と一緒にその夢を実現したいという気持ちはありました。

しかし、いつも夢を追いかけている康太郎さんと違って、章子は現実的で、ドライでクールなタイプ。進学や就職のときも、資料を集めて事前に何度も就職先を訪問し、毎日そこにいる自分をイメージできるかどうか試して、初めて決断し、いったん決めると猛勉強――それが彼女のやり方なのです。

章子は、どう考えても自分がお寺の住職の奥さんになるイメージが持てないようでした。そして1年前のお正月休みに丹後に帰ったとき、康太郎さんと話し合って、別れることにしたようです。

康太郎さんは章子をあきらめられなかったようですが、いったん決心すると後戻りしない章子の性格を知っているので、何も言いませんでした。

それから半年後、章子は建築士の中島仁《ひとし》という人と出会いました。

仁さんは康太郎さんのように夢を追いかけるタイプではなく、出世を考えている現実的な男性でした。章子は、自分と同じ生き方をする仁さんを見て、結婚するならこの人がいい、と閃《ひらめ》いたのです。

今回も、いつものように、決めると即行動です。さっそく、次の休みに仁さんを連れて実家に帰り、婚約を固める予定を組みました。

そんなとき、康太郎さんの事故を知らせる電話を、地元の友人から受けたのでした。

「わかった。今から病院に行く。康太郎はどこの病院に入院してるん？」

思いもかけない言葉が出てきて、章子は自分でも驚いていました。

「章子、今から病院に行くって、そんな……」

聞けば、康太郎さんの病院は、丹後半島にあるということ。私たちが勤務する京都市内の病院からは、車で片道4時間はかかります。

私の目の前で、章子は、もう仕事を終える準備を始めています。

「……とにかく行かなきゃいけないの」

「明日の勤務は、どうするの？」

「日勤だから、朝までに戻ればいい」

章子は、車のキーを、ことのほか強く握りしめていました。

勤務を終えて、ロッカールームから出てきたその足で、章子は、康太郎さんの入院している丹後の病院に車を走らせました。

とりわけ理性的で冷静な章子は、情に弱いナースが多いなかでは目立つ存在です。そんな章子が、勤務に影響するかもしれない突飛な行動に出るなんて——。

「好きな人と、結婚する人は違う」

私は、仕事を終えて、帰りの仕度をしながら、康太郎さんと付き合っているときに章子が話していたことを思い出していました。

「康太郎はいくつになっても、子どもみたいなことばっかり言うのよ。

『章子ちゃん、ぼくは子どもたちを護《まも》りたいんや。今の世の中は、目に見えるものしか教えてへんと思う。ほんとうに価値のあるものは、目には見えへんのや。ふつうの小学校ではあかん。お寺の幼稚園やと、大事なことを自然に学べると思うんや』って。

康太郎は、いつまでもドラマの主人公やってるの。これからは、そんなんじゃダメなのよ。

それにね、私、どうしてもお寺で挨拶《あいさつ》をしている自分の姿が想像でけへんのよ。康太郎の夢は、私とではなくても実現できると思う。

だから、康太郎が結婚する人は、私やないような気がする……」

そう言って康太郎さんと別れて、1年。

新しい彼氏の仁さんは、康太郎さんとはずいぶん違うタイプのようでした。

些細《ささい》なことで意見が分かれても、気の優しい康太郎さんだったらこう言います。

「章子ちゃんがそう思うなら、ぼくはそれでいいと思う」

でも、仁さんの口癖は、違います。

「おまえなあ、メリットとデメリットをちゃんと考えて結論出したのか？

話は結論から先に言ってくれ。時間効率を考えて、きちんとおれにわかるように説明しろよ」

章子はいきり立って応戦します。

「説明すればわかるの？　どうせあなたは人の話なんか聞いてないでしょ？」

見かねた私は、章子に言ったことがありました。

「あんた、康太郎さんのほうが好きなんじゃないの？」

「それとこれとは別。好きな人と、結婚する人は違うのよ。割り切らないとね」

仁さんとは、よくケンカをするけど、章子は別れようとは思わないようです。仕事ができる仁さんのことを、章子は尊敬しているのでした。

私が病院を出ると、もう、暗くなりかけていました。

今ごろ章子は、丹後半島に向かう9号線を北へ走っているころです。

どんな思いで走っているのでしょう。

こんな時間に車を走らせて、いくら慣れた道だといっても、向こうに着くのは夜中。戻りは明け方です。

今さら康太郎さんに会って、どうするんだろう。会いに行くことで、かえって彼を傷つけることにならないのか。

康太郎さんだけではなく、仁さんも傷つけることになる――。

章子は、自分のしていることの意味がわかっていないように見えました。

私にできるのは、康太郎さんの無事と、章子の安全を祈ることだけでした。

泣きながらハンドルを握って

翌朝。章子は出勤の前に、私の病棟に疲れた顔を見せました。

「行ってきたよ」

「どうだった？」

「意識はないまま。オペ室に入るところで帰ってきた」

「そう……。何とも言えない状態かな」

「そうやね……。バルンからの出血きつかったから……」

腎臓の損傷がひどくて、手術に耐えられるかどうかわからない状態です。

「仁さんとは？」

「今夜ケンカになると思う」

「勤務は大丈夫？」

「今日は私、オペ当番なの……」

「そんなら帰りは遅くなるね」

「たぶん……」

「大丈夫？」

「たぶん……」

「それにしても、なんであんな無茶なこと。いくら大変な事故だったからって、夜中に丹後半島まで車を飛ばすなんて」

「だよね……。私にも、なぜ行ったのか、よくわからない」

章子は小さく手を振って、自分の病棟に向かいました。

（……ほんとは、わかってるんじゃないのかな）

後で聞いてみると、あの章子が、行きの車中で、泣きながらハンドルを握りしめて、祈っていたのだそうです。

（康太郎、死なないで！　私が行くまで死なないで！）

病院に着くと、10時を回っています。章子は車を病院の駐車場に止めて、救急入口で応対に出たナースに手早く事情を説明し、病室に走っていきました。

集中治療室に行くと、康太郎さんの母親の佳枝《よしえ》さんが廊下で泣き崩れています。章子は佳枝さんに駆け寄りました。

「おばちゃん、康太郎はどこ？」

「あ、章子ちゃん、康太郎……」

佳枝さんは章子の顔を見ると、急に正気を取り戻したらしく、さっと立ち上がりました。

「早く、康太郎に会うてやって」

そう言うと、章子の手をつかんで、部屋に連れていきました。

章子は佳枝さんの手を握りしめたまま、しばらく黙ってベッドサイドに佇《たたず》んでいました。

章子は点滴と輸血をちらっと見て、バルンカテーテルを見ました。それから、包帯が痛々しい康太郎さんをじっと見つめていました。

そして、人工呼吸器をつけた、意識のない康太郎さんの顔にそっと触《ふ》れました。顔は腫《は》れていて以前の面影はなくなっていましたが、触《さわ》ると温かいものが感じられます。

静かな病室の時間が一瞬、止まりました。

(間に合った……)

そして、再び心のなかで叫んだのです。

(康太郎、死なないで!)

(あなたには夢があるじゃない。地域の子どもを救う仕事が待ってるでしょ。あんなに熱く語ってたのに、途中で逝《い》かないで!)

しかし、康太郎さんは何の反応もしません。

「康太郎、逝くな！」

「康太郎、お母さんを残して逝くな！」

「康太郎、途中で逝くな！」


「あの、今から、手術の準備をしますね」

章子は、ナースの声で、われに返ったそうです。祈っているうちに、いつしか大声で叫んでいたのです。涙が康太郎さんの顔にボタボタと落ちていました。

康太郎さんは、意識が戻らないまま、手術室に運ばれていきました。

「章子ちゃん、康太郎は助かるんやろうか？」

お母さんの佳枝さんが、泣きながら問いかけます。章子は黙って彼女を抱きしめました。

章子には、お母さんの気持ちが痛いほどわかっていました。康太郎さんと結婚してお寺の後を継いでくれるはずだった章子は、自分たち家族にとって、未来をつくる大事な人だったのです。そして康太郎さんが生命《いのち》の危機にある今、章子は最も頼りになる存在――。

章子は、しばらくお母さんを慰め、事故の様子を聞きました。

康太郎さんは、檀家回りの最中に、信号無視をした車と衝突したのです。全身打撲と内臓破裂で重体だということでした。

(康太郎はきっと助かる!)

なぜか、そう確信しましたが、安易な慰めは無責任だと思い、章子は何も言いませんでした。

時計を見れば、夜中の2時。章子は泣きながらお母さんと別れ、同じ9号線を戻ってきたのです。

フタをしていたほんとうの気持ち

（康太郎を、物足りないと思って別れたはずなのに——）

車を走らせながら、章子の胸に浮かんでくるのは、青春ドラマに出てきそうな康太郎さんの姿ばかり。

——夕日を見ながら笑顔で夢を語る康太郎さん。

「子どもは人類の未来をつくるから、教育は大事だ。ぼくは僧侶《そうりょ》として、子どもたちに何より生命の大切さを教えたいんだ。

章子ちゃんは、毎日、生命を救う闘いをしてるんだから、偉いよ。すばらしいことだと思う。ぼくは章子ちゃんを尊敬してるよ」

——砂浜を裸足で走る康太郎さん。

「章子ちゃん、気持ちいいよ。一緒に走ろうよ」

子どもみたいですが、本気でそういうことを言う人でした。

「そういえば、仁さんには、なんて言ったの？」

ひとしきり話を終えた章子に、私は聞きました。

「行きのサービスエリアに車を止めて、電話かけたら出なくて、つながったのは、病院の駐車場に着いたとき。『何をやってるんだ！　戻ってこい！』って怒鳴られた」

「ほんとに、あんたらしくなかったよね」

私は、彼女の激しい行動に、びっくりしたと同時に、なぜか胸をなで下ろしました。

思いもかけないことに突然巻き込まれたとき、ぎりぎりの状況に追い込まれたとき、いくら理性的な人でも、心の底にフタをしていたほんとうの気持ちが、ワッと出てくることがあります。その心に素直になって、自分を見つめ直すことができれば、たとえそれが不幸な出来事であったとしても、後悔しないで、その後の選択ができるのではないでしょうか。

章子は、すんなりとエリート建築士と結婚しても、それはそれで幸せになったでしょう。

でも、瀕死《ひんし》の康太郎さんが、章子に本心を気づかせた。彼女の心の底にはまだ、康太郎さんと一緒に夢を追いかける自分がいたのです。

もしかしたら康太郎さんは、生命をかけて、章子に愛を問うたのかもしれません。

翌日の夕方、章子がまた、夜勤中の私のところに飛び込んできて、力強く言いました。

「康太郎の意識が戻った！」

第3話

何があってもこの子は私が護ります

大人になるまで生きられないかもしれない

祐《ゆう》ちゃんは生まれつきの重い心臓病で、何回も手術をしなければなりませんでした。それで発達がふつうの子よりもずいぶんと遅れていて、5歳になっても言葉が話せなかったし、走ったりもできなかったので、他の子と一緒に遊ぶことができませんでした。

祐ちゃんの心臓は、大きな血管が左右反対になっていて、ふつうの子のように血液が全身に酸素を送ることができません。それで、風邪《かぜ》をひくとすぐに肺炎になって、入院しなければなりませんでした。ケガをして泣いたりすると、低酸素脳症になって意識がなくなることがあり、生命《いのち》の危険と共に、精神の発達が遅れるという危険もあったのです。

祐ちゃんに重い心臓の病気があることがわかってから、祐ちゃんのお父さんとお母さんは、気が気でない毎日を送ることになりました。

ご両親は、祐ちゃんが生まれてすぐに受けた検査で病気がわかったとき、医師から告げられました。

「この子は、大人になるまで生きられないかもしれません。体も精神もふつうの子どもより発達がかなり遅れることを、覚悟しておいてください。それから、ふつうの風邪でも肺炎になることがありますので、充分に注意して、すぐに病院へ連れていってください」

お母さんは祐ちゃんを黙って抱きしめて、強い口調で言ったそうです。

「何があってもこの子は私が護《まも》ります」

それからというもの、お母さんは、祐ちゃんの病気について猛然と勉強を始め、祐ちゃんの毎日の病状を、こと細かに日記につけ始めました。

祐ちゃんの家族は、お父さん、お母さん、弟の浩二くんの全部で4人。祐ちゃんのお父さんは背が高く、話し方はソフトで穏やかで、笑顔がかわいらしい人です。祐ちゃんは、そんなお父さんに似ています。

お母さんは、色が白くて目鼻立ちがはっきりした、きれいな女性で、病院に来るときも、長い髪をきれいにまとめていて、服装もおしゃれでした。でも、いつも眉間《みけん》にしわを寄せていて、笑顔を見せることはありませんでした。

弟の浩二くんは祐ちゃんの2歳年下でしたが、お母さんは浩二くんが3歳になったときに、お兄ちゃんの病気のこと、治療のこと、急いで病院に行かなければ死ぬかもしれない場合があること、家族みんなで祐ちゃんを護っていくこと、そのために弟は我慢しなければならないことがあるということを、よく言って聞かせていました。

祐ちゃんは風邪をひくとすぐに肺炎になって、苦しそうにゼイゼイ息をして、唇《くちびる》が紫色になります。そのたびにお母さんは祐ちゃんを病院に連れていって、酸素吸入をしなければなりません。

祐ちゃんが5歳になった冬のこと。例のごとく風邪が悪化して肺炎になってしまい、私の勤務する小児外科病棟に入院してきました。ところが、今回はいつもの肺炎より長引いて、心臓にも負担がかかり、心不全を起こしてしまったのです。

このときもお母さんは、昼間はずっと祐ちゃんの容態や看病の様子を記録し、夕方になると、夜勤のナースに、その日のノートの内容を説明して、「祐貴《ゆうき》をお願いします」と強い口調で言い残して帰っていきます。そして翌日の午前中に病院に来て、担当のナースに昨夜の祐ちゃんの様子を細かく質問するのです。

祐ちゃんの病気のことをよく勉強していて、少しでも疑問があると、納得するまで病院の医師やナースに何回も確認をします。だれのことも信用せず、まるで、病院に乗り込んできて〝見張って〟いるかのようです。

病気の子どもを抱えた母親であればしかたがないかもしれませんが、病院のスタッフたちは、どうにもやりづらく、このお母さんに少々手を焼いていました。

「祐ちゃんはほんとうに優しい子だねえ……」

祐ちゃんは言葉をちゃんと話せないので、他の子どもたちだけでなく、ナースたちともコミュニケーションはとりづらかったにもかかわらず、とても人気がありました。

実は、祐ちゃんは超イケメンの男の子だったのです。しかもお母さんはおしゃれでセンスがよかったので、祐ちゃんのロッカーに収納された着替えは、どれもかわいい洋服ばかりでした。毎朝、着替えをさせるナースにとって、それは忙しいなかの楽しい時間になっていました。

その上、祐ちゃんは優しい男の子でした。言葉は出さなくても、だれにでも笑顔を向けます。他の子どもが手術のときなど、空のベッドのそばで手術が終わるのを待っている母親のところに行って、一緒に待っていたこともありました。

また、早紀ちゃんという6歳の女の子が、神経芽細胞腫《しんけいがさいぼうしゅ》という病気で入院してきたとき、早紀ちゃんのベッドサイドに行って、看病しているおばあちゃんに、にっこり笑って飴《あめ》をひとつ渡したことがありました。

早紀ちゃんのお母さんは仕事をしていて、その上、妹と弟の世話があって、なかなか病院に来られないため、おばあちゃんが付き添っていたのですが、祐ちゃんは、そのおばあちゃんと仲よしでした。

「かわいいねえ、祐ちゃんはほんとうに優しい子だねえ……」

おばあちゃんはそう言って、祐ちゃんを抱きしめて泣いていました。

早紀ちゃんの家族は、主治医から難しい病気だと言われていたので、病院に来るときは暗い顔になっていました。早紀ちゃんの前では明るくしていても、暗い気持ちは外に出てしまいます。祐ちゃんの笑顔は、そんな暗い気持ちに温かい光を射し込んでくれたようです。

「今日はねえ、点滴の副作用がきつくて、早紀がぐったりしていて。もう、家に帰って母親になんと伝えたらいいか、私もつらかったけど、祐ちゃんが心配して来てくれてね。

私……もう涙が出てきたわ。祐ちゃん、きっと私の気持ちがわかったんでしょうね。母親はもっとつらいのに、私がこんなことではいけませんねえ……」

早紀ちゃんのおばあちゃんは、すごくいい顔をして帰っていきました。

「祐ちゃん、ちょっと……あんた、なかなかやるじゃない」

私はそう言って、祐ちゃんの頭をなでました。でも祐ちゃんは、そんなこと知らない、というような顔をして、大好きな戦車のおもちゃを廊下に走らせて遊んでいるのでした。

病棟のナースたちは、祐ちゃんの担当でなくても、時間があると祐ちゃんとよく遊んでいました。祐ちゃんは他の子と遊べないので、ナースが一緒に遊んでいたのです。

祐ちゃんの好きな遊びは、やっぱり戦車です。なぜか戦車とヨットが戦うのです。もちろん戦車の勝ちです。ときどき飛行機とも戦います。

「祐ちゃんはかわいいんだけどねえ。あのお母さんは苦手だわねえ……」

これが病棟のナースたちの正直な気持ちでした。

私も、そう思うひとりでした。

女の意地

ある日、私が夜勤をしているとき、お母さんがいつものようにノートを持ってナースステーションにやってきました。何だかひどく疲れた顔をしていたので、気になりました。

（このままでは、お母さんは倒れちゃう。みんなも、行きづまってしまう……）

私は、その張りつめどおしの緊張感を何とかほぐしてあげたいと、声をかけました。

「お母さん。祐ちゃんカッコイイですね、イケメンですよね。昨日も早紀ちゃんのおばあちゃんが、ほんとにかわいいって」

「え？　そうですか？　そんなこと言ってもらって……」

お母さんは珍しく笑いました。

（今日は話をするチャンスかも）

「お母さんの苦労、ほんとうによくわかりますよ。今回の肺炎はいつもより長いから、毎日、大変でしょう。たまにはおうちで休まれたらいかがですか？　浩二くんのこともあるでしょうし……」

すると祐ちゃんのお母さんは、いっそう思いつめたような顔になって、しばらくしてからポツリと言いました。

「私ね、女の意地で浩二を産んだの」

私はちょっと面食らいましたが、そのまま話を聞きました。

「……私、秋田からここに嫁いできて、ずっとがんばってきた……。やっと子どもができたと思ったら、生まれつき心臓が悪くて、この子は長くは生きられないから、覚悟しておいてくださいってお医者さんから言われたわ。

何だか悔しくて、『祐貴は絶対私が護ります』って、言い返したんですよ。

でも、そうは言ったけど、心臓の病気って大変だった。わが子が死ぬことを、毎日、考えなきゃいけないなんて。私ね、生きてる心地がしないのよ。

なんで結婚したんだろうとか、京都に来るんじゃなかったとか、毎日そんなことばかり思う。

もう祐貴を連れて死のうと、何度も思ってね。でも、祐貴は大きくなるにつれて、どんどんかわいくなってきて。絶対この子を離さないって、そう思った。私は、祐貴と一緒に生きていこうと決心したの。

それでね、私も健康な子どもが産めるって証明したかったから、もうひとり産もうと思ったの。もしもまた病気の子どもだったらどうしようと不安だったけど、弟の浩二は健康だった。そのときはホッとしたわ。

浩二から見たら、私って勝手な母親よね。こんな理由で子どもを産むなんて、あなたも私のこと呆《あき》れたでしょ……」

（はあ……。そういうこと、だったのか）

私は、いつもの彼女のきつい態度を少し理解できたような気がしました。

（そんなにひとりでがんばらなくてもいいんですよ。人の助けを借りるのも、いい生き方ですよ）

私はそんな気持ちを込めて、笑顔で言いました。

「祐ちゃん、言葉は話せないけど、私たちが言うことは理解できてるし、優しくてかわいいから病院でも人気者よ。

私、祐ちゃんとお母さんを応援してるから」

お母さんには予想外の反応だったようで、初めて安心したような笑顔を見せました。

その後も、お母さんの険しい表情はあまり変わらず、ナースたちからは敬遠されていましたが、私は祐ちゃんのお母さんのことが、ちょっと好きになりました。

「私もこの子のそばにいます」

入院して数日後、祐ちゃんの状態が少し悪くなって、緊急に点滴をすることになりました。主治医がお母さんに説明して、処置を始めようとしたとき、突然、お母さんが強い口調で言いました。

「私もこの子のそばにいます」

わが子が針を射されるのを見るのはつらいので、処置のときは母親に席を外してもらうのがふつうです。「お母さんは部屋で待っていてください」とスタッフが説明しました。しかし、お母さんは処置室から動きません。

「何があっても、私は全部、見届けたいんです」

スタッフは、お母さんにずっと見られていると、緊張して点滴を失敗するかもしれず、それも困ります。

祐ちゃんは、不安ですでに泣いています。これでは点滴は始められません。

祐ちゃんは、泣くと酸素が脳に行かなくなるので、これ以上時間をかけられません。早く点滴を終わらせないと危険です。

「わかりました。お母さん、祐ちゃんの手を握っていてください」

もう、そう言うしかありませんでした。

「はい」

お母さんは、うれしそうな顔をしました。

点滴は酸素吸入をしながら無事に終わって、祐ちゃんはまた笑顔に戻りました。

その後で、お母さんが私に言いました。

「私、どうしても祐貴のことは知っておきたいんです。わが子の痛い処置を見るなんてどうかしてると思われるかもしれませんが、私は大丈夫です。何があっても見ておきたいんです」

(それは、祐ちゃんにとってはしんどいかもしれませんよ)

私はそう言いたかったのですが、今は無理だと思ったので笑って答えました。

「お母さんの気持ちはわかりますよ。あなたは強い人です」

「そうなんです。私って、強いんです」

お母さんは、強いと言われて悪い気はしない、という感じでした。

子どもは親の気持ちを受け取るものです。しかも、病気の子どもは、より敏感ですから、体力が弱っている分、心の負担は大きくなりがちです。

そばにいる親が安定していることが、子どもの回復と成長にはいちばんなのだけれど……。

祐ちゃんは弱い心臓で、自分の体と心の両方の負担を引き受けていました。そして、まわりの大人たちの不安や悲しみも——。

握り返さない、小さな指

その後も、祐ちゃんの病状は一進一退が続き、入院から2週間後の明け方に、肺の血圧が急に上がって喀血《かっけつ》をしました。最悪のことが起こったのです。

やってきたお母さんの足取りは、おぼつかないものでした。この2週間の疲れからか、いつもの気の強い彼女ではありませんでした。病室に入ると、祐ちゃんのベッドに行き、青白い顔をして意識のない、ぐったりしている祐ちゃんの手を握って、「祐貴、祐貴」と呼びかけました。

「厳しい状態ですので、お父さんに説明したいと思います」

そう主治医が告げると、彼女はふらふらと立ち上がり、ぼんやりしています。まるで魂が体から離れていった人のような感じがしました。

私は彼女を支えながら、尋ねました。

「お父さんに連絡つきますか?」

「今日は出張でいないんです」

(こんなときに出張とは……。遠くでなければいいけど……)

「あ、でも連絡つきます」

いつものしっかりした口調に戻り、彼女は携帯を取り出して、ご主人に電話をかけに行きました。

「連絡つきました。すぐに引き返してきます」

そう言いながら病室に戻ってきた彼女は、ご主人の声を聞いてホッとしたのでしょうか、祐ちゃんのそばに行く力もなく、病室の真ん中に立ちすくんで呆然《ぼうぜん》としていました。

私は、今にも倒れそうな彼女を椅子《いす》に座らせました。そして、しばらく黙って彼女の肩を抱いていました。

思いのほかやつれた横顔が、生まれつき心臓の悪いわが子との過酷な5年間を物語っているようでした。

急激に容態が悪化して病院に走る救急車のなかで、また、風邪をひくたびに、あるいは自宅で静かに寝ている顔を見てさえも、もうだめかもしれない、これが最期かもしれないと思ったこれまでの日々——。

いつか、この子と別れる日が来る。その最悪の状況を、何度も何度も予想したことでしょう。

覚悟はできていると思っていても、現実を目の前にすると、そう簡単に受け入れられるものではありません。

彼女の頬《ほお》を、静かに涙が流れていきました。


ベッドサイドの心電図モニターが、ときどき不整脈を知らせます。

ナースステーションでは、同じ波形を主治医が見ています。

(もうこれ以上、祐ちゃんにがんばれ、と言うのは酷かもしれない)

ふと、私は、お母さんから離れて祐ちゃんの小さな手に触《ふ》れました。

いつもはその小さなかわいい手で私の指を握りしめてくれるのに、今日は握り返してくれません。私はそっと脈に触れました。弱い、かすかな拍動です。

(祐ちゃん、お父さんが来るまで、がんばって……)

祐ちゃんとお母さんと私の3人は、広い静かな病室でお父さんが来るのを待ちました。

「あいつをよろしくお願いします」

どのくらい経《た》ったでしょうか。

駆け込んでくるお父さんの足音が、聞こえてきました。

祐ちゃんのお父さんは、部屋の入口で一瞬立ち止まって硬い表情になりました。彼は一目で部屋の状況を感じとったようです。かばんとコートを床に放り出しました。

そして、祐ちゃんがゼイゼイと苦しそうな呼吸をして寝ているベッドではなく、部屋の真ん中に座って泣いているお母さんのところへ駆け寄って、彼女を抱きしめたのです。

しばらく彼女を抱きしめてから、静かに立ち上がって、ベッドの祐ちゃんの顔をのぞき込み、病室を出て主治医のところに行きました。

覚悟をしておいてほしいという主治医の説明に、お父さんは緊張した表情で頷《うなず》いていました。ナースステーションを出て、再び病室に戻り、今度は祐ちゃんのベッドに行って、じっと息子の呼吸に耳を澄ませています。

それから私に向き直り、

「ぼくは仕事に戻らなければなりません。あいつ（母親）をよろしくお願いします」

と言って頭を下げ、再び仕事に戻っていきました。

（あいつをよろしくって……重症の子どもじゃなくて、奥さんのほうなの？）

私は彼の心に触《ふ》れたような気がしました。それは何とも温かくて、さわやかな愛情でした。

（祐ちゃん、きみのお父さんはカッコイイぞ！）

お父さんが帰った後も、お母さんはずっと祐ちゃんのそばにいて、苦しそうにゼイゼイと息をしている息子を静かに見つめていました。話しかけても祐ちゃんから返事はありません。意識はなく、目を開くこともありません。

お母さんは、心のなかで祐ちゃんに語りかけているようでした。

祐貴、大人にならないのなら、どうして生まれてきたの？
祐貴、どうしてあなたは私のところに来たの？
祐貴、いったいあなたはだれなの？

夕方になって、喀血はようやく止まり、祐ちゃんの呼吸は落ち着いてきました。お母さんも穏やかな顔になってきました。主治医の説明を聞く前に、お母さんには祐ちゃんが回復してきたのがわかったようです。

祐ちゃんは助かったのです。

しばらく経ったある日、私は祐ちゃんのお父さんをつかまえて、どうしても聞いてみたかったことを尋ねました。

「祐ちゃん、よくがんばりましたね。でも、出張から引き返してきたあの日、どうしてお父さんは重症の祐ちゃんじゃなくて、奥さんをよろしくお願いします、と言ったのですか？」

「ああ、あのときですか……」

お父さんは笑いながら言いました。

「あいつは秋田からひとりで、ぼくのところに来たんですよ。ぼく、大学が秋田だったんです。そのとき知り合って結婚したんですけどね。あいつは、こっちには家族も親戚も友だちもいないんです。あいつには、ぼくだけなんですよ。だから、ぼくが護ってやらないと……」

そう言って、ちょっと真剣な顔になりました。

でも、すぐに祐ちゃんと同じかわいい笑顔に戻りました。

「いやあ、そんなこと聞かないでくださいよ。

それより、あいつは気が強くてわがままでしょう。みなさんにご迷惑をかけてるんじゃないかと心配してるんです」

「え？　ああ……まあ……。でも私は彼女のこと、好きですよ」

「そう言ってくださる方がいて、ホッとしました」

私が否定しなかったので、今度は2人で笑ってしまいました。

肚のすわったお母さん

それから2週間後、祐ちゃんは退院できることになりました。その日、お母さんは、祐ちゃんを何回も抱きしめました。

「祐貴は偉かったね。よくがんばったね」

その笑顔を私に向けて言いました。

「今度は下の子も、よくがんばってくれたんですよ。この子たち2人とも、かわいいんです」

彼女が子どものことを言うときは、いつも祐ちゃんのことだけでした。それが初めて「この子たち」という言い方に変わったのです。

それを聞いて、私は何だかホッとしました。

もはや、病気の子を産んだ自分を許せずに孤軍奮闘するお母さんは姿を消し、愛の器が広がり、肚《はら》のすわったお母さんに生まれ変わった感じがしました。

強がりを捨てて、必死でわが子を護っていく経験と愛が、ほんとうの母親をつくる——。

どんなに時代が変わっても、きっとこの真実は変わらないだろうと思えました。

……でも、ちょっぴり、宿題が残っているような気もします。

「祐ちゃんはもちろんだけど、ご主人も大事にしてくださいね。重症の子どものことよりも、お母さんのケアを頼んでいく人は、そういませんよ。奥さんのことを愛してるのがよくわかります。すてきな方ですね。あのお父さんだから、祐ちゃん、がんばれたのかもしれませんよ。まったくもう……あなたがいちばんわがままで、手のかかる人なんだから」

祐ちゃんのお母さんは「そうねえ……」と笑っています。

そんなお母さんの手を握りながら、祐ちゃんは、相変わらず大好きな戦車を抱えてニコニコしています。

(祐ちゃん、君には戦車は似合わないよ……。いや、むしろ、とっても似合ってるのかな？　だって、君は彼女をこんなに優しいお母さんに〝育てて〟しまった〝愛の戦士さん〟なんだから……）

第4話

枕の下に残された手紙

〝中年部屋〟の15歳

旅立つ人が残していくもの――。

それは、悲しみだけなのでしょうか。

ひとりの美しい少年の死を思い出すとき、私は、決してそうではないと思わずにはいられません。


私が看護学校を卒業して2年目、ようやく仕事にも慣れ、後輩の指導もできるようになったころのことでした。

私はその日の入院予定を見て、準備をしていました。外来カルテには、「佐倉宏樹15歳、急性骨髄性白血病」と書かれています。

「15歳の男の子で白血病か……」

つらいなと思いながらデータを読むと、「悪性細胞65％」という文字が目にとまりました。さらに重い気持ちになりました。

「はぁ〜」

ため息をついて、ナースステーションを出ようとしたところで、声をかけられました。

「あの、入院する佐倉です」

振り向いた私は、思わず息を飲んだまま立ち止まってしまいました。透き通るような青白い顔をした男の子が立っていました。髪は短くカットされ、切れ長の目から、澄んだ瞳がじっと私を見つめています。彼は、薄い唇《くちびる》からきれいな白い歯をのぞかせて笑っていました。

横に小柄で白髪交じりの女性がバッグを持って立っていましたが、ひどくやつれた様子で、今にも泣き出しそうです。彼の母親だろうと思いましたが、外来カルテを見ていなかったら、どちらが入院患者さんなのかわからないところでした。

私は2人を部屋に案内し、同室のみんなに紹介しました。

「今日から入院される、佐倉宏樹くんです。よろしくお願いします」

「あ、佐倉宏樹です。よろしくお願いします」

宏樹くんはみんなに挨拶《あいさつ》をして、6人部屋の入口にある、自分の名前の書かれたベッドに行きました。

「おう、若いな。ここは小児科より楽しい部屋だからな」

「このオジサンの言うことは信用するな」

「何言うてるねん」

「この子は、まだ子どもやないか。ワシらがちゃんと見てやらんといかんぞ」

「ここは〝中年部屋〟とも言われてるからな」

確かにまわりは中年の男性ばかりで、宏樹くんと話が合うのかどうか、私も心配でしたが、みんな明るい雰囲気をつくって迎えてくれました。

お母さんに事情を聞くと、風邪《かぜ》が治らないので近所のお医者さんに診《み》てもらったら、「大学病院に血液専門の友だちがいるから紹介する」と言われた、ということでした。

お母さんは、「検査程度のつもりで受診したら、その日のうちに入院だと言われて、頭のなかが真っ白になってしまった」と、それだけ言うのがやっとでした。今にも泣き出しそうな、救いを求めるような目は、わが子の病気がどういうものであるか、すでに知っていることを物語っていました。


中学3年生の新学期が始まったばかりで、宏樹くんのベッド脇のテーブルには、お母さんが持ってきた新しい教科書が積まれていました。でも宏樹くんは、教科書を手にとることはほとんどなく、いつも静かに本を読んでいました。

主治医の諏訪《すわ》医師は40代半ばの男性で、血液外来の専門医でした。背が高く、低い声で静かに話をします。

彼は、宏樹くんのデータを睨《にら》みつけるように見ていました。そして、ゆっくり歩いてベッドサイドに行き、椅子《いす》に座って宏樹くんに話しかけました。

「君の病気はちょっと性質《たち》が悪い。厳しい治療になるが耐えられるか？」

「はい」

それから諏訪医師は、お母さんに向かって言いました。

「お父さんとはまだお話をしていませんので、一度、病院に来ていただきたいのですが。夜遅くてもかまいませんので、よろしいでしょうか？」

「えっ？　あ、あのー、忙しくて、その……すいません……」

諏訪医師は、ナースステーションに戻ると私に言いました。

「お母さんの気持ちもわかるけど、かなり暗いから心配だよ。お父さんとは、ちゃんと話ができているのかな？」

諏訪医師の言うように、お母さんはいつもひとりで下を向いて歩いていて、とても暗い感じがしました。

「あの子はしっかりした子やで」

「そうやな、明るくていい子や」

宏樹くんは、同じ部屋のオジサンたちと仲よしになりました。だれも病気のことは知りません。でも、何となく察しているようです。特に、同じ病気の人は治療の様子からわかるようです。

「隣の部屋の子は、18歳で糖尿らしい。1リットルのジュースをイッキ飲みして、高血糖でひっくりかえって救急車で運ばれたんや。むちゃくちゃしよるわ。宏樹とえらい違いやで」

「ふうん。ぼくもやってみようかな、あはは」

そう言ってイッキ飲みするポーズをとっている宏樹くんの指は、細くて白く、とてもきれいでした。

その細く白い指を見ていると、それが彼の短い生命《いのち》を示しているようで、私は何ともつらい気持ちになるのでした。

「そういうことは本家が……」

翌週、諏訪医師はお父さんと話をしました。

「息子さんの治療ですが、今までの化学療法に加えて、新しい血液を使う治療も考えています。高額療養費については、免除の手続きもありますから」

「そういうことは、本家が決めますので。私らではすぐに返事ができないんです……」

「本家って？」

「うちは、そういうことになってますので……」

そう言うなり、お父さんは、お母さんを怒鳴りつけ始めました。

「だいたい、おまえがしっかりしてないから、おれが出てこなければならんのだ」

諏訪医師は、お父さんが静かになるのを待って続けました。

「あの、それでお父さん、治療のことですが」

「ですから本家が……あー、もう。後はおまえから説明しておけ」

お父さんは、そう言って帰ってしまいました。

「では、お母さん」

「私は、主人の言うとおりにしてるだけです。うちの夫は、三男で分家なんです。何でも本家に相談しないといけないんです。だから主人も、あの……」

「あなたの息子さんの治療のことまで、本家が決めるんですか？」

「はあ。お金も出してもらってますので……」

「わかりました。お母さん、心配しないでいいですよ。私ができる範囲でやりますから」

諏訪医師はそう言って、お母さんの肩に手を置きました。お母さんは声を嚙《か》み殺して、体を震わせながら泣いていました。


「ふぅ〜」

諏訪医師はナースステーションに戻って、大きなため息をつきました。

「旦那《だんな》が奥さんにあんなふうに怒鳴ったりするのは、本家から同じようにやられているからだろう。分家の立場っていうのも大変だな」

「先生、治療はどうするんですか？」

「うまくやるよ。おれは本家にお伺いを立てないといかん立場ではないからな」

諏訪医師は、再び検査データを厳しい表情で眺めていました。

「サクラヒロキ――おれは助けてやりたい」

いつもクールな諏訪医師には、珍しいつぶやきでした。

毛糸の帽子と十字架のペンダント

諏訪医師は、治療について宏樹くんに説明していきました。

「君はもう大人の男だから、治療について説明する。いいか、ちょっと難しいぞ。

血液は骨髄で造られて、大人になると血管に出ていって血液としての仕事をする。しかし、君の白血球は大人にならないうちに血液中に出ていくので、仕事ができないのだ。しかも、子どもの細胞は骨髄から出てしまうと大人になれないから、血液のなかは子どもの細胞ばかりになってしまう。つまり、骨髄が働かないと、大人の白血球も赤血球も血小板も少なくなるんだ。君の貧血は、それが原因だ。わかるか？」

「はい」

「そこで、いったん、そういう子どもの血液をゼロにしてしまって、君の骨髄が健康な大人の血液を造るまで待ってみる。しかし、子どもの血液だけをなくすのは難しい。そのとき、健康な大人の血液も破壊されるし、髪の毛が抜けたりもする。ほかにも副作用が……」

宏樹くんは、黙って聞いていました。

その場に立ち会った私は、諏訪医師の言うように、宏樹くんは大人だと思いました。彼の父親よりも母親よりも、大人だと思いました。

治療が開始され、脱毛と嘔吐《おうと》がすぐに現れました。

枕元の髪の毛を掃除していると、

「もう、掃除しなくていいよ。どうせ全部抜けてしまうんやから」

と言って笑っています。

間もなく宏樹くんの短い髪は、なくなってしまいました。それからは、お母さんが買ってきた毛糸の帽子をかぶるようになりました。

「ほんとうはな、帽子は好きやないんやけど、スキンヘッドは、頭ぶつけてケガすると、出血が止まらなくなって怖いって、諏訪先生が言ったから……」

そう言いながら帽子の端を引っ張っている、細く白い、きれいな指を、私は見ていました。

今まで同じ治療を受けていた患者さんを何人も見てきましたが、大人の男性も女性もほとんどの人が、絶望感からうつ状態になって苦しみました。

けれども宏樹くんは、そうはなりませんでした。少なくとも、私にはそう見えました。

宏樹くんは治療が始まってから、毛糸の帽子ともうひとつ、十字架のペンダントもつけるようになりました。

「宏樹くんはクリスチャンなの?」

「ううん、友だちのお母さんがくれた。これをつけてると、なんか……落ち着く。ぼくも大人になったら、洗礼受けるかもね」

そう言いながら、ペンダントの長いチェーンを触《さわ》っていました。

そういえば、彼がいつも読んでいた小さな黒い表紙の本は、聖書だったことに気づきました。

宏樹くんの治療は、一進一退で続きました。

そんなある日、宏樹くんと同じ部屋の松浦さんという男性が私に話しかけてきました。

「あの子な、すごい子やで。こんなことがあったんや」

宏樹くんの部屋に、新しい入院患者さんが来たときのことです。どんな病気であっても、入院には不安がつきまとうので、部屋の人たちは、新しい患者さんが来ると、楽しい会話をして気分をほぐしてあげます。その日入院してきた中年男性は、気難しそうな表情をしていましたが、みんなは笑顔で迎えました。宏樹くんも、点滴しながら顔を上げて笑っていました。

ところが、案内したナースが部屋から出ていった後、その男性は挨拶もせずにいきなり言いました。

「私の前にこのベッドを使った方は、どうなさったんですか?」

「えっ?」

「あの……」

一瞬、部屋の空気が変わりました。そのベッドの患者さんは、実は3日前に亡くなったのですが、そんなことは言えません。質問にだれも答えられなくて困ってしまいました。そのときです。宏樹くんが言いました。

「前にそこにいた人はね、個室に行かれたんです」

「あ、そうそう。希望していた個室が空《あ》いたから」

「おれたちとソリが合わなかったわけやないけどな」

「ああ、そうですか。それならよかった。安心しました。いやあ、病院というところは、まあ、なんていいますか、つい悪いこと考えてしまいますから……そんなんだったら嫌だなって思って」

入院患者さんはやがて、部屋の人たちと仲よしになっていきました。

「あのとき、ワシらびっくりしたわ。部屋には大人の男が4人もいたんやで。そやけどワシら一瞬、息が止まってしもうて、どうしたらいいかわからんかった。ワシら、あの子に比べたら子どもやわ」

「そんなことがあったんですか」

「あの子、悪いんやろ？ 諏訪先生が難しい顔しとるもんな。ワシらもわかるわ。デキの悪いワシらのほうが長生きするなんて。あの子のお母さん、毎日来てるけど、もうかわいそうで見てられへんわ。世の中、うまくいかんもんやなあ」

松浦さんはいつになく、深い目をして窓の外を眺めていました。

容赦のないデータ

新学期が始まってすぐに入院した宏樹くんは、一度も学校に行くことがないまま夏休みを迎えようとしていました。学校の友だちや先生がお見舞いに来たいと言っても、面会は両親だけに限られていたので、いつもひとりで本を読んで過ごしていました。

ときどき、「退屈やぁ〜」と、あくびをすることもありました。

そういうときは、ナースに声をかけて遊びます。

「ねえねえ、最近はどんなテレビ番組がおすすめ？　おもしろい本があったら貸してよ」

そうすると、「これはどう？」と、ナースや同じ部屋の患者さんの家族が、自動車や鉄道の写真集、プラモデルなどを持ってきてくれます。

宏樹くんはプラモデルが気に入ったようで、調子のいいときは、大きな船を作ることに夢中になっていました。

「おいおい！　そんなに一生懸命になるなよ、疲れるから」

そう言いながら諏訪医師は、複雑な表情でナースステーションに戻ってきて、厳しい顔でカルテを睨みつけていました。そして一言「イカン」とつぶやいて、カルテを閉じました。

私は、じっとデータを見つめました。

「悪性細胞98％」

この容赦のないデータを、あのお母さんに説明したほうがいいのだろうか。

宏樹くんは、このところ食欲があるではないか。髪も少し伸びてきたではないか。笑顔で話しかけてくるではないか。今日も船を作っているではないか。なのに、どうして？　なぜ、こんなデータが出てくるのか？

ナースの私でさえ信じられないのに、お母さんが信じられるだろうか？

諏訪医師は、両親を呼んで厳しい状況を告げました。お母さんはさらに老け込んだようになってしまいました。何も言わず、宏樹くんのそばにいるのがやっとです。間もなく訪れるであろう悲劇に対して、黙って耐えている感じでした。

同じ部屋の患者さんたちも、そんなお母さんの様子から察したようです。まだ若かった私は、お母さんにどう接したらいいのかわかりませんでした。何も言えずに、黙って挨拶するしかありませんでした。


その後、宏樹くんは、39度の高熱が続きました。そして、容態が急激に悪化して、酸素吸入が始まりました。お母さんが駆けつけたときは、もう意識がなく、そのまま、意識が戻ることはありませんでした。あっという間の出来事でした。

「宏樹！　宏樹！」

絞り出すような声で泣き叫び続けるお母さんは、まるで眠っているみたいな、きれいな顔をした宏樹くんの体から、なかなか離れようとしません。

部屋の患者さんは、みんな外に出ています。諏訪医師もナースたちも出ていきました。広い病室は、宏樹くんとお母さんの2人だけになりました。動かない宏樹くんを前に、お母さんの振り絞るような泣き声だけが、いつまでもこだましていました。

天使の羽が舞い降りたように

宏樹くんの荷物を片づけていると、コロンッと十字架のペンダントが出てきました。救急治療のときに外されたままになっていたのです。私は、その十字架をお母さんに渡しました。

「これ、宏樹くんが大切にしていたんですけど、持って帰ってあげてください」

「はあ。こういうのは本家に聞いてみないと……。でも、うちは真言宗ですから反対されると思います」

お母さんは、か細い声で、ひとり言のように言いました。

(また本家だ……)

「でも宏樹くんは、大人になったら洗礼を受けるかもしれないって言ってたので……」

「いえ、もうそれは……」

(この人にとって、いったい何が大切なんだろうか)

私は何だか悲しくなって、ナースステーションに戻り、書類を片づけ始めました。

診断書を書いていた諏訪医師が、つぶやきました。

「これから、どうするんだろう? あの母親は……」

そのとき、もうひとりのナースが戻ってきました。

「これ、枕の下にあったんですが……」

振り向くと、そのナースは四角い封筒を持っていました。封筒には「諏訪先生へ」と書かれています。

「手紙？　いつの間に書いたんだろう。枕の下に？　いつ入れたんだろう」

諏訪医師は、立ったまま封を開けて手紙を取り出し、黙って読んでから、手紙を封筒に戻さずナースに渡しました。

諏訪医師は、ずっと唇を嚙《か》みしめていました。その沈黙から、宏樹くんを助けてやれなかった無念さが、痛いほど伝わってきました。

「諏訪先生へ――

ありがとうございました。

先生は一生懸命がんばってくれたけど、ぼくは何もお返しができませんでした。

ぼくのデータで役に立つことがあれば、研究に使ってください。

看護婦さんには、いっぱいお世話になりました。お部屋の人たちも親切にしてくれました。

ありがとうございました。

それからお母さん、

ぼくを育ててくれてありがとう。ぼくはお母さんに何もしてあげられなかったけれど、これからもがんばって生きていってください」

手紙は、諏訪医師宛《あ》てではありましたが、宏樹くんを見守ってきたみんなに向けられていました。

宏樹くんは、いつ手紙を書いたのでしょうか。だれも彼が手紙を書いているところを見ていません。彼は3日くらい前から高熱が続いて、意識が薄れていきましたから、とても手紙など書ける状態ではなかったはずです。

そもそも、いったいいつ、自分の病気のことを知ったのでしょうか。おそらく治療を受けるなかで、自分の病気は治らないことがわかったのでしょう。日増しにやつれていく母親の様子からも、それを感じとっていったのだと思います。


風邪だと思って診察を受けに来たら、その日の午後に入院。学校にも行けず、大人ばかりの部屋で、退屈さと治療による激しい副作用で、つらい日々を過ごすことになってしまった宏樹くん。

大人でさえ、過酷な現実を受け止めるだけで精一杯の病気なのに、宏樹くんは、自分のことはさておいて、相手の不安をいたわるような子でした。お母さんを心配し、まわりの人たちに優しい配慮ができる子でした。しかも、自分が亡くなった後のことを考えて、手紙まで残していたのです。

本家に気兼ねして片身狭く生きてきたお母さんに、自分の死でくずおれないでほしい、強く生きていってほしい——短い文面から、宏樹くんの願いがにじみ出ているようでした。

これほどの苦しさのなかにあっても、何も求めず、ただ人に与えようとする天使のように生き、天国に還《かえ》っていく人もいるのだ——。

きれいな人生を生き切った宏樹くんは、さわやかな春風のように吹き抜けていきました。彼は、どんな状況に置かれても人は温かな気持ちを贈ることができるのだと、私に教えてくれたのです。

そんな宏樹くんを思い返すたび、天使の羽が一枚、手のひらに舞い降りたように感じて胸が熱くなります。そして、こう話しかけたくなるのです。

宏樹くん、私たちのほうこそ、ありがとう、と——。

第5話

告知できるようになったお医者さん

人柄はいいのに、絶えないトラブル

これは、やっとの思いでがんの告知ができるようになったお医者さんの話です。

今から10年ぐらい前の出来事ですから、そんな昔のことではありません。

最近では、日本でもがんの告知がされるようになりましたが、1980年代ごろまでは、それほど一般的ではありませんでした。医療の世界でいろいろ検討されてきて、ようやく告知できるようになったのです。

しかし、そんな時代の変化に対応できず、悪性疾患の患者さんに対して、どうしても病名を言えない医師がいました。彼の名前は吉岡修平といいます。40歳の内科医です。めがねをかけて、いつもニコニコしている優しいパパという感じで、年齢より少し老けて見えます。

彼はナースたちと話をしているときは楽しそうなのですが、患者さんの前に出ると、冬でもハンカチで汗を拭《ふ》きながら、たどたどしい口調で説明しているのでした。見るからに人柄のよさそうなお医者さんなのに、担当する患者さんとはトラブルが多いのです。


「また点滴するんですか？　だいたい、何のためにする点滴なんですか！」

今日も、どこかの病室で、患者さんがヒステリックな声をあげています。

「今度はだれ？　青山さん？」

ナースステーションのあちこちから、ため息が聞こえてきます。

「また怒ってるのよ。点滴持っていくたびに怒られるのも、かなわないわね」

「昨日も、『あんたも吉岡先生と一緒になって、あたしを騙《だま》そうとしてるんでしょ』なんて言われたのよ」

「青山さんは肝臓がんなんだけど、肝臓にたまった膿《うみ》を切り取る手術をしたことになってるから困るわ……。それが悪化して肝硬変になったと説明してるわけだから。転移して、がん性腹膜炎を起こしてるのに、もうごまかすのも限界！」

「それで抗がん剤を使うんだから……無理があるわよね」

「吉岡先生、やり方が古いんだよ」

若い医師が、業《ごう》を煮やしたようにつぶやきました。

「あら、斎藤先生もそう思う?」

「ぼくらの世代は、告知の仕方についても教育受けてるからね。第一、この情報社会でウソついたって、すぐ分かる。患者さんがかわいそうだよ」

「先生同士で、カンファレンスしないの？」

「やってるんだけど、告知できないのは吉岡先生だけじゃないから。難しく考えすぎてるんだと思う」

実際に、若い医師のほうが治療計画について患者さんとよく話し合っていて、目立ったトラブルを起こすことは少なかったのです。

実習中の看護学生も、吉岡先生の患者さんを担当すると、患者さんから文句を聞くことになるので大変だと、愚痴る始末です。

でも、告知はたいしたことないと言える若い医師たちの考えも、気になります。告知した後の患者さんの不安や悩みにどれだけ応じられるのか、人生の疑問にどう答えていけるのか。優秀な医師であってもそう簡単にできることではないと、私は思っていました。

「ぼくは臨床には向いてないのか？」

私は、ナースステーションを出て、青山さんのところに行ってみました。吉岡先生が汗を拭きながら説明しています。

「あー、副作用がですね、あの、きついですから、その、まあ、少しの辛抱ですので……」

「いいんです。副作用のことはわかってます。よくなるのかどうかを聞きたいんです。あたしも我慢はできますから。先生！　治るんでしょうね？」

「ええ、まあ、時間はかかりますが……」

青山さんは、しっかりした女性です。こんな説明で納得するわけがありません。吉岡先生が一生懸命なのはよくわかりますが、だれが見ても患者さんの状態が悪くなっているのは明らかなのです。

私は、病室を出た吉岡先生をつかまえて、話しかけました。

「先生、青山さんは子どもがまだ中学生ですから、自分の病状が気になるんだと思います。そろそろ、ほんとうのことを話しておいたほうがいいと思うんですけど」

「それが……ご主人は、本人にはほんとうのことを言わないでくれと言うので……」

「ご主人にそう言われたら難しいですね。なぜご主人は、そんなことおっしゃるのですか？」

「うん。最初の手術のときに、本人はがんじゃないのかと、かなり疑ってたんだけど、ご主人と相談して、『肝臓にたまっている膿を取り除くだけだ』と説明したものだから、今さら事実を言いにくいんだ。ご主人の気持ちもわかるしなあ」

「ご本人を飛び越えて相談してしまったんですか。けど、腹水もたまってきているから、自分でも気づくんじゃないですか？」

「そうかもしれんな。困ったな……。やっぱりぼくは、臨床には向いてないのかなあ。免疫治療の研究をしてるほうがいいのかなあ」

先生は、目を細めて窓の外を見やりました。

「先生、免疫治療が専門だったのですか？」

「うん、アメリカで5年間勉強してた。アメリカは予算は多いし、研究も進んでるからおもしろかったな。でも、患者さんのことを診《み》ないで研究ばかりするのは嫌だったから」

「それは大事なことですね」

「それにアメリカって、何でも患者さんにダイレクトに話すから、それもどうかなって感じていたんだ」

「それで日本に戻ってきたのですか？」

「家内と子どもが、帰りたいって言うから。ははは」

吉岡先生は、アメリカで5年もがんの免疫治療の研究をして帰国した、学会では有名な医師だったのです。

「患者さんを、ほんとうに治してあげたい！」

数日後、私は気になっていたので、青山さんに声をかけてみました。

「今日は気分がよさそうですね」

「少しだけね。私、主人とうまくいってないのよ。息子だけが生命《いのち》なの。息子には残したいものがあるの」

青山さんは、そう言って私をじっと見つめました。

彼女は自分の病気に気づいている――。私はそう思いました。

「ご主人とケンカしないようにね」

「あはは、そりゃ難しいわ」

その後、青山さんは、いったん退院していきました。

青山さんが退院しても、吉岡先生は相変わらず患者さんから文句を言われながら、汗を拭き拭き曖昧《あいまい》な説明をしていました。

ある夜勤の日、私は、もう診察はとうに終えたはずの吉岡先生が、まだウロウロしているのを見つけました。聞けば、診察が終わるといつも夜遅くまで、大学の研究室のほうで研究を続けているということでした。患者さんの免疫細胞を体外に取り出し、また戻す方法を研究していたのです。

「先生、研究はどこまで進んでいるんですか？」

「あ、もう少しなんだ。自分の細胞が使える人ばかりじゃないから、輸血のような方法で免疫細胞を造れたらいいいんだけどな。それに費用を安くしたいんだ」

新しい治療法の話になると、吉岡先生の顔はパッと輝いてきます。

「がんと戦っている患者さんを見ていると、ほんとうに治してあげたいと思う。だから、研究で毎晩家に帰るのが遅くなって、子どもと一緒にいてやれないのはつらいけど、『患者さんはもっとつらいんだよ』って子どもに話しているんだ。わかってくれていると思うよ」

（ああ、吉岡先生は、ほんとうにいい人なんだ。でも、ちゃんと言葉で言わないと、人には伝わらないこともあるのでは……）

〝一緒に歩いてくれる〟医師に

半年後、青山さんがまた入院してきました。ずいぶんと痩《や》せていました。

「お世話になります。もう今度は覚悟してきましたから……」

「息子さんのことは？」

「ああ、それはもうきちんと済ませてきました」

青山さんは座っているのもしんどそうな感じでしたが、それでも、息子さんの話になると笑顔でピースサインをしました。

でも、すぐ横を向いてボソッとつぶやきました。

「また主治医は吉岡先生なんでしょ。

……私たちは前世から、なんか因縁でもあったんでしょうかね？　お互いに会いたくないのに、どうしても会うことになってしまうんですから」

「え？　前世からの因縁？」

青山さんの説でいくと、吉岡先生は前世で対人関係がうまくいかなかった人、なのだそうです。そういう相手が今、吉岡先生のところに患者さんとして集まってきたのでしょうか？

真相は私にはわかりませんが、吉岡先生への患者さんの文句が日増しに多くなっていることは確かでした。

ある日、ついに病棟の主任のナースがたまりかねて言いました。

「吉岡先生、患者さんにほんとうのことを言ってあげてはいかがでしょうか？」

「ええっ？　そんなことしたら自殺されるかもしれないから……」

「自殺するかもしれない」なんて言われたら、だれも「そんなことはありません」とは言い切れません。でも告知しなければ、患者さんはほんとうのことがわからないままです。いったいいつまで、こんな状態が続くのだろう……。病棟は、重い雰囲気に包まれていきました。

そんな状態が続いたある日、悪性リンパ腫の患者さんがついに、治療を拒否したのです。がんの患者さんを救うために、わが子と一緒にいる時間を減らしてまで研究を続けてきた彼にとって、これはショックでした。

確かに、患者さん本人が疑いを抱いたまま治療を続けても、主治医に対する信頼がなくては、免疫力は低下してしまいます。

とうとう吉岡先生は、告知する決心をしました。

説明がうまくできたわけではなかったようですが、以来、吉岡先生の治療は効果をあげていきました。

しばらくして、私は看護学校で教える仕事をするようになりました。すると、何の偶然か、同じ時期に、吉岡先生も病院から派遣されて同じ学校の講師になったのです。

相変わらず吉岡先生はいい人で、学生が試験に落ちると、「ぼくの外来に連れてきてください。補講しますから」と言って、診察が終わった後、食事もせずに学生の面倒を見てくれます。

私は、かねてから吉岡先生に尋ねてみたいと思っていたことを聞きました。

「先生は、どうして告知をするようになったのですか？」

「それは、やっぱりほんとうのことを言わないと、治療ができないことがわかったから」

恥ずかしそうに笑う吉岡先生から、今まではなかった自信を感じました。

以前は患者さんも吉岡先生も、不安でお互いに避けているような感じでした。しかし、自分の病気のことがわからないと、患者さんも、つい治療に疑いを持ってしまいます。それではいつまで経《た》っても、主治医と患者さんは協力し合う関係にはなりません。

思い切ってほんとうのことを話した吉岡先生は、結局は、嘘《うそ》をつくことから解放されたのです。そうなると、彼の本来の誠実さが表れてきたのでしょう。

患者さんも、吉岡先生の覚悟を受け止めて、わからないことを率直に聞くようになったようです。「この医師は、自分と一緒に歩いてくれている」と思えて、前向きに治療に取り組めるようになったのだと思います。

自信を持って患者さんのところに行く吉岡先生の姿が、目に浮かびます。苦しむ患者さんを、ひとりでも多く助けたい一心で、研究にもがんばってきた吉岡先生にとって、患者さんの信頼を得られたことが、どれほどうれしいことか――。その気持ちを思うと、私は自分のことのように喜びで胸がいっぱいになりました。

不器用な、でも誠実に心を尽くした人生

そんなある日のこと。講義の時間になっても吉岡先生が来ません。吉岡先生の患者さんは重症の人が多いので、急に悪化して休講になることがよくありました。またたれか急変したのかな、と思いながら病院に電話しま

した。

「あー、忘れてた、ごめん」というものいつもの声を待っていたら、聞きなれない女性の声が返ってきました。医局の秘書のようです。

「実は、あの、先生は昨夜、亡くなられたのです」

「は？」

「ですから、昨夜、急に……」

「なんで？」

「私も詳しいことは聞いてませんが、脳出血とかで」

（吉岡先生が亡くなった？　そんなバカな……）

こんなことって、あるのでしょうか。私は受話器を持ったまま立ちすくんでしまいました。

（彼はまだ40歳を過ぎたばかりじゃない！　これから免疫治療を完成させていく人なのに……！）

初七日が終わった後、私は吉岡先生の自宅にお参りに行きました。朝からずっと雨が降っていて、初夏なのに肌寒い日でした。閑静な住宅街で、白いかわいい建物に「吉岡修平・美奈子・公平・由香」と書かれた表札を見つけました。

美奈子夫人は、ほっそりとしたきれいな女性でした。家のなかはきれいに片づけられていて、白いシーツを掛けた机の上に、遺骨と写真を置いただけの簡単な祭壇が作られていました。

写真の吉岡先生のかわいらしい笑顔に、胸が詰まります。

お参りが終わると、美奈子さんは紅茶をいれてくれました。

「先生は、講師として看護学生の面倒も見てくださったんです。先生のおかげで国家試験に合格した学生もいますので、私はどうしてもお参りさせてほしかったのです」

「そうでしたか。主人は役に立っていたのですね、よかったです」

「それはもう、いい先生でした。突然のことで私も信じられないのです」

私がそう言うと、美奈子さんは激しく泣き出しました。

「修平さんは、いつも一生懸命な人で……」

美奈子さんは、吉岡先生が子どもと一緒に映っている写真を取り出して、私に見せてくれました。

「長男と長女なんです」

そこには、剣道を愛した吉岡先生と同じように、面と竹刀を持っている女の子と、スケートボードを手にした男の子が笑っていました。

「修平さん、運動できないように見えて、意外と剣道が強かったんですよ。息子は剣道みたいなスポーツはカッコ悪いと言って、ボードをやってるんですけど、娘のほうが剣道をやると言って。女の子なのに」

写真を眺めながら、また美奈子さんは泣き出しました。

「あの夜、いつものように夜中に帰ってきて、頭が痛いと言うので、私が車を運転して修平さんを救急外来に連れていったんです。着いたときはまだ意識があったんですけど、検査中に意識がなくなって、脳出血って言われて……。

そんな簡単に、そんな単純に人の生命《いのち》ってなくなってしまうんでしょうか？　修平さんはどこへ行ったんでしょうか？」

美奈子さんは、声を震わせていました。

「吉岡先生はりっぱなお医者さんで、たくさんの人を助けたいと、人一倍、研究もなさっていました。何より、患者さんにとても信頼されていました。お子様たちに、そう伝えてあげてください」

「それを聞いて、何だか少しホッとしました」

「今日、私がお伺いしたのも、先生が、奥様のことが心配だから行ってほしいとおっしゃっているような気がしたからなんです。先生はほんとうに、奥様とお子様たちを愛しておられましたから」

「修平さん、そんなこと言ってたんですか？」

「だから、アメリカから戻ってきたんだそうです」

「そんなことも……。子どもたちは、パパのことが大好きだったんです。あの子たちも、修平さんのように人の役に立つ人になってほしいと思います。それが修平さんの願いだと思います」

「きっと先生の思いはお子様たちに伝わりますよ」

「そうですね。私には、修平さんの子どもを育てていく仕事があるんですね――」

私は冷たい雨のなかを歩きながら、吉岡先生の笑顔を思い出していました。私にとって吉岡先生は、免疫学の偉い先生である前に、「やっと告知ができるようになった、愛すべきシャイなお医者さん」でした。

今でこそ、本人の許可を取らないと他の人に病名を教えてはいけないことになっていますが、昔は、本人だけが事実を知らないことも少なくありませんでした。吉岡先生は、そんな時代の変化のなかで苦労したお医者さんだったのです。

患者さんたちは、文句ばかり言っていましたが、青山さんはじめ、みんなが吉岡先生を育ててくれたのかもしれません。

不器用な生き方だったとも言えるでしょう。でも、患者さんのために誠実に心を尽くした吉岡先生の人生は、たとえ40年という短い時間であったとしても、ご家族や患者さんたち、そして私の心のなかで光を放ち続けています。

第6話

いつまで続くんやろう

「介護に未来なんかない！」

病院で保険事務をしていた春香さんは、家族や友だちが病気になると私に電話をかけてきます。

以前、彼女のお父さんががんで、私の勤務していた病棟に入院し、私が看取《みと》ったことがありました。そのときに親しくなって以来、彼女が結婚して病院を辞めてからも、ときどき電話をかけてくるのです。

彼女は26歳のときに、友人のお兄さんだった、外資系の大手商社のビジネスマンにプロポーズされて、家庭に入りました。明るくて優しく、仕事がよくできる人だったので、病院でも評判がよく、辞めるのはもったいないと、まわりから惜しまれて退職したのです。

「ちょっと、話聞いて！」

ある日、久しぶりに春香さんから電話がかかってきました。春香さんのお父さんが亡くなった後、ひとりで生活していたお母さんが、転倒して大《だい》腿骨頸部《たいこつけいぶ》骨折で入院したというのです。

「お母さん、スーパーで買い物中に階段を踏み外して骨折して、救急車で運ばれたの……。明日、手術するって」

「それはまた、大変なことに……」

春香さんのお母さんは、このとき78歳。女性は高齢になると、女性ホルモンの分泌が少なくなって、それが骨粗鬆症《こつそしょうしょう》の原因になり、骨折しやすいのです。最近の手術は進歩していて痛みも少なく、かなり回復状態もよくなってきています。大事なのは、退院してからの生活です。

春香さんのお母さんがひとりで生活するのか、または春香さんが引き取ることになるのかによって、その後の気持ちの持ち方がずいぶん変わってきます。

手術の経過は良好でしたが、3週間、入院生活が続くと、お母さんはすっかり弱ってしまって、退院してもひとりで生活するのは心配になりました。春香さんはご主人と相談して、お母さんを自宅に引き取ることにしました。

しかし、春香さんのお母さんはみるみるうちに衰えていきました。以前のようにお友だちとデパートへ買い物に出かけることはなくなって、春香さんと出かける以外は、ほとんど家でテレビを観ていました。

やがて、春香さんからの電話はだんだん悲愴《ひそう》な声になってきました。

「ちょっと教えて。これって病気なの?」

「お母さん、どうかしたの?」

「家事を手伝おうとしてくれるのはいいけど、佃煮《つくだに》の袋の封を切った後、閉じないから中身がこぼれて、すごい臭《にお》いになって……。そうかと思えば、冷蔵庫もフリーザーも開けっ放しにするから、冷凍中の肉が腐ってしまうし。今朝は、生ゴミが冷蔵庫に入ってたのよ……。どうしたらいいの？　精神科で診《み》てもらったら治る？」

「精神科……」

「それに最近は、失敗すると私のせいにするのよ。『あんたがこんなところにコップを置くから割れるんだ』とか、『あんたが買ってきた魚がおかしい』とか。そんなに人のせいにしなくてもいいのに……。お皿でも投げて割ったらスカッとするかしら。あー、もう嫌！」

「歳とると、そんなにできなくなるんかなあ……」

「テレビで老人医療の先生が、『歳とってきたら子どもに返ったと思えばいい』って言ってたけど、その先生は、自分で介護したことあるんかしらって思うわ」

「子どもはそのうち大きくなるし、未来があるけど……歳とると、ご本人も悲観的になるから……」

「そうよ、介護に未来なんかないのよ！」

こんなつらい言葉を思わず吐《は》き出してしまうほど、春香さんは追い込まれていました。

「ボケないようにと思って家事を手伝ってもらってるんやけど、もう、お母さんには何もしてもらわないようにするわ」

春香さんは、ますます激してきます。

（そうすると、精神力や筋力が低下して、もっと問題が大きくなってしまうな……）

でも、このときは、それを言える状態ではありませんでした。

「なんで私だけが……」

しばらく間をおいて、私は休みの日に彼女の家へ行ってみました。

以前はとてもきれいにしていたのに、別の家かと思うような散らかりようでした。

「私、掃除を手伝おうか」

「そんなん……もういいのよ」

(あのきれい好きだった春香さんが、汚れも気にならないなんて……)

「散らかってるのは気にならなくなったけど、これがイヤなの」

春香さんはそう言って、ゴミ箱の付近に落ちているみかんの皮を指しました。

「ゴミ箱にきちんと捨てればいいんやけど、いいかげんにするから半分はゴミ箱の外に落ちてる。なんかこう……私の仕事を意図的に邪魔してるんやないかって思えるときもあるわ。私、今朝は冷蔵庫の扉を開けたまま、その場にしゃがみ込んでしばらく動けなかったの」

春香さんのお母さんは、ポータブルトイレにもうまく座れなくなっていました。使った後のトイレットペーパーが、畳の上に落ちています。

話しているうちに、電話が鳴りました。春香さんが受話器をとったとたんに、お母さんが叫びます。

「春香！　春香！　トイレ！」

「なあに？　今、電話してるところやから……」

お母さんは、春香さんが電話に出るたびに、トイレに行きたくなるようです。

（お母さんは、不安なのよ）

私はそう言おうとしましたが、言葉が出ません。老人心理を推し量る試験であれば、こうした回答が正解かもしれません。でも、今そんなことを言っても解決にはなりません。

私も、どうしていいかわかりません。何だか気持ちが落ち着かず、困ってしまいました。

春香さんの話は止まりません。

「昨日はね、お母さん、床の上に置いてある新聞紙で滑りそうになって、危なかったわ。それも私の責任やと思うと、なんか、気が重いわ」

（そうか……春香さんはひとりで責任を感じているんだ）

「いつも、春香さんの仕事、なんやなあ……」

「そう！　そうなんよ。いつも、いつも、私なんよ。お父さんが入院したときも、同じ病院で働いてるっていう理由で、結局、看病したのは私だけだったのよ。お兄ちゃんもお姉ちゃんも、何にもしてくれなかった。お母さんは妻なのに、何にもしなかった。いつも私だけ……」

（春香さん、25年前にお父さんを看取った疲れが、まだ解決されないままなんだ……）

「そうやったね、あのときも大変やったね」

春香さんは泣き始めました。泣いているうちに、なんで私だけが、という春香さんのつらい思いがだんだんエスカレートしていくように感じられました。

「みんな、私ができて当然って思ってる……」

「春香さん、末っ子なのにね」

「そうよ。私、子どものときから、できて当然だったのよ。いい大学出てるお兄ちゃんやお姉ちゃんと違って、私は高校しか出てないのに、家族のことは、いつも私ができて当然なんよ。なんで？　なんでそうなん？」

春香さんは、仕事も家事も家族の看病も老いた母親の介護も、できて当たり前と言われ続ける人生だったのです。

「疲れて夜遅く帰ってくる主人に、お母さんのことを聞いてほしいと思っても言えないしね。もう……イヤ！」

1泊2万円の個室

ある日、例によって春香さんから電話がありました。

「お母さん、救急車で病院に運ばれたの」

「救急車？」

「肺炎らしいんだけど、どこも受け入れてくれなくて大変だったの。やっと入院させてくれた病院が、また大変なのよ」


その年の夏は、連日35度を超える暑い日が続いていました。ところが春香さんのお母さんは、春香さんが外出中に、室温が下がったので一度クーラーを切った後、再び温度が上がったときに、どうしていいかわからなくなったようです。

それで脱水を起こして肺炎になってしまったのです。

その日は、いつもお母さんのベッドのそばに置いてあるペットボトルのお茶が、そのままになっていて、口をつけていない様子だったそうです。クーラーを入れても起き上がってこないので、おかしいと思った春香さんがお母さんをのぞき込むと、ぐったり苦しそうに息をしていて、意識も朦《もう》朧《ろう》としています。

春香さんは、考える間もなく119番に電話しました。

ところが、老人の入院は長引くから、という理由で、引き受けてくれる病院がなかなか見つかりません。ようやく受け入れてくれた病院で、医師はレントゲン写真を見ながら言いました。

「肺炎です。とりあえず入院して点滴をしたほうがいいですね。えっとですね、今、特別室しか空《あ》いてないんですけど、いいですか？」

「え？　あ、はい」

ストレッチャーで案内された部屋は、最上階である6階のいちばん奥にある個室でした。


お母さんは、点滴が入って顔色がよくなってきました。

春香さんはフウーッとため息をついて、ソファに座りました。ふと病室を見渡してみると、部屋の壁には、あちこちにしみがついていて、窓にはほこりがたまり、どうも落ち着きません。手渡されたパンフレットを見ると、「1泊2万円」という文字が、マジックで囲んでありました。

（ここ、2万円の個室だった……）

お兄さんとお姉さんが駆けつけてきました。

「お母さん、大丈夫か？　――よく寝てるわ」

「ところで、この部屋、なんか汚いわね」

お兄さんとお姉さんは、お母さんが落ち着いているのを確認すると、薄暗い病室を見回して、次の心配が起こってきたようです。

「これで2万円？　もうちょっとましな病院はなかったのか？」

「いいかげんにしてよ、これでもやっと受け入れてくれたんだから……。文句があるんだったら、お兄ちゃんが病院探してきてよ！」

「おい、何もそんなこと言わんでも……」


結局、意識が戻ったお母さんが驚いて夜中に暴れたこともあり、ちょうど空いた大部屋に移りました。

ところが、移った翌日、お母さんは春香さんの顔を見るなり、「怖い、帰る」と叫びました。夜中に同室の患者さんが急に暴れ出したのを見て、お母さんも興奮したらしいのです。安定剤を注射しても効かず、点滴を抜いて暴れたそうです。お母さんの腕は、点滴を何回も刺した跡が紫色になって腫《は》れていました。

それを見た春香さんは、結局、またもとの2万円の個室に戻すことにしました。その部屋に1週間いて、肺炎は治り、お母さんは退院しました。

「私が老人ホームに入れたから……」

しかし、それ以来、お母さんは、夜になると「怖い」と叫ぶようになりました。食事を持っていくと、「毒が入ってる」と言って投げつけます。

ある日、ついに春香さんは、思いつめた様子で、私に電話をかけてきました。

「近所のお医者さんに相談したら、老人ホームを勧められて……。でも、あんまり気が進まないのよねえ」

私は、「2～3日では済まないかもしれない」と思いつつも、「短期間だけの入所もあるから」と勧めました。春香さんは、もう限界のように思えたからです。

「そう……そうやね」

春香さんが電話をすると、老人ホームからすぐに迎えが来ました。

それから半年後、春香さんのお母さんは老人ホームで亡くなりました。

あわただしかった通夜が落ち着いて、私たちは春香さんの家でお茶をいただいていました。私は、お母さんの写真を眺めながら、「これでよかった」――何となく、そう思えました。

「お母さん、なんか言ってる?」

春香さんが私のそばに来て尋ねました。そして一緒に写真を眺めているうちに、泣き出してしまいました。

「私がお母さんを殺したんや……私が老人ホームに入れたから……」

「そんなこと、ないよ」

「私、面倒見るのがしんどくなって、死んでくれたら、と思ったことがあったの。だから、だから、お母さん、わざとクーラーをつけなかったんや」

「それは違うよ」

歳をとると体力がないので、苦しい状況でも、それを変えるための動作に移ることがなかなかできません。でも、泣き続ける春香さんを前に、そんな解説は役に立ちそうもありません。

「私、きっと地獄に行くんだ……」

「春香さん、そんなこと言うもんじゃないよ」

四十九日。私は春香さんの家を訪れました。

春香さんのつらい様子は、あまり変わっていないようでした。

「どうしたらよかったんやろ。お母さん、なんであんなに、わがままになったんやろ？　お父さんも亡くなるときに、いろいろ人の悪口を言ってた……。なんでみんなそうなるの？」

「みんな、体力がなくなると、どうしても悲観的になるみたいね」

「私、お母さんが2万円の部屋に入ったとき、正直言って楽になったんよ。老人ホームに入ったときも、これで楽になると思った。そんな私って、鬼だと思う」

「……」

その日は、ちょうど、お兄さんとお姉さんが、お参りに来ていました。

「春香、あんたにばっかりしんどい思いさせて……」

みんな、申し訳なさそうに、自分のふがいなさを責めていました。私には、そんな彼らにかける言葉も見つかりません。

介護も看取りも「これで充分」はない

それから一年が経《た》ち、私はまたお参りに行きました。家のなかは、再び昔のようにきれいに片づけられていました。

春香さんはコーヒーをいれてくれました。挽《ひ》きたてのコーヒー豆の、心地よい香りが漂ってきます。

春香さんは少し落ち着いたようです。でも、ちょっとお母さんの話をすると、涙ぐんでしまいます。

「今でも、もしあのとき、って思う……」

(春香さんは、まだこだわってるんだ。忘れられないんだ……)

ちょうどそのころ、私は仕事を辞めて自分の母の介護を始めていたので、以前より、春香さんの気持ちがよくわかるようになっていました。

看護の知識や経験があっても、毎日毎日、介護をしていると、やっぱりたまらない気持ちになることがあります。そんなとき、私もまた鬼のような自分の心に出会います。

鬼のような自分の心を見るのは、嫌なものです。でも、同じような状況にあった春香さんは、そういう自分を正直に見つめていました。

私は、彼女のその素直な心を思い出しては、「春香さんは、ほんとうによくがんばったんだなあ」と、しみじみ感じ入っていました。心の底から「春香さんは偉い」と思いました。

「春香さん、あなたが介護に疲れたのは、あなたも歳をとったからやと思う。若かったら、そうでもなかったかもしれない。私も今、この年で母親を介護してるから、しんどさがわかるよ」

「そうなんや――」

「うん、お互いに歳とったんだわ。体力なくなると、どうでもいいことでも許せなくなるから……」

「確かにそう思うわ。歳とって体力なくなっても明るく、笑顔でいられる人ってすごいね」

「でも、なんぼ偉い人でも、こんなに人間が長生きするようになるとは想像してなかったと思うわ。だから、だれだって、どうやって介護したらいいかわからんのやない？」

春香さんは、しばらく手元のカップを見つめてから言いました。

「私、生まれ変わったら、介護の先生になれると思うわ」

「そうやな」

「『介護とは、日々、反省と後悔の繰り返しです』とか講義してたりしてね」

「そうそう、毎日、『あー、こんなこと言わなければよかった』って思うからね」

「あなたみたいなプロでも、そんなこと、思ってるの？」

「そうよ。でもそれは、優しさかもしれんとも思う」

「え？　なんで？」

「だって、優しいから、後悔もするんだし、悩むんやない？」

「そうかもしれんわ。冷たい人やったら悩まないかも――」

「春香さんは、お母さんが老人ホームで亡くなって、つらかったと思うけど、あれでよかったんじゃないかな、って思う」

「あのときは、ほんとうにどうしていいかわからなかった。私、あんなに一生懸命がんばったのに……だれよりもお母さんのことを大事にしてたのに……なのに、お母さんは老人ホームに入ったら亡くなってしまった」

私は、春香さんに、これ以上苦しんでほしくないと思い、言いました。

「介護してたら、毎日が後悔やけど、介護してなかったら、もっと後悔すると思うよ」

「そうなん？」

「うん、ある患者さんの家族がそう言ってた。それに、私が母親の介護で仕事辞めたっていう話をしたら、3人もの人に泣かれたわ。『充分看てあげて』って言われた」

「きっとその人たち、心残りがあるんやわ、私みたいに」


「――春香さん、あなたはほんとうによくがんばったと思うわ」

春香さんは、窓の外の澄んだ秋の景色に目をやって言いました。

「そうか。私、お母さんの介護で、すごい経験をさせてもらったんやね」

「つらかったけど、そうやね」

「お兄ちゃんとお姉ちゃんも、私に任せっきりになったことで、そうとう悩んでた。今なら、その気持ちがわかる。

みんな、考えたくなかったんだと思う。介護はしんどいことやから……。でも、だれでもいつかは歳をとるし、死ぬんやから……。家族の介護をどうするか、日ごろから考えてないと、成り行き任せになって、結局は、いろんな後悔をすることになる」

「お母さんは、みんなに真剣に考えてほしかったのかもしれないね」


「老いは、嫌でも見つめないといけないんやね。あー、今度は主人かぁ」

「そうそう。で、その次は、自分やからね」

「えーっ!? まだ続きがあるの？」

「人の介護が終わったころに、自分が介護される立場になってるのかな？」

「すごい経験をした」——そう言う春香さんのすっきりとした顔を見て、私も少し、心の荷が降りたような気持ちになれました。

以来、春香さんは、きれいにおしゃれをして、娘の涼子さんとショッピングにも出かけるようになりました。介護している間、ずっとデパートに行くこともなかった春香さんです。彼女らしい華やぎを取り戻せて、私はほんとうにうれしくなりました。

子育てであれ、介護であれ、「これで充分」ということはないのだと思います。特に介護は、介護する側も歳をとっている場合が少なくありません。先のことはわからず、何が正しいのかもわからない。暗闇《くらやみ》のなかを手探りで歩いているようで、どんなにがんばっても、おぼつかないと感じ、自分を責めては後悔ばかりの毎日かもしれません。

そしてだれでも、できるなら、愛する人の最期を自宅で看取りたいと願うのではないかと思います。けれども現実はそうはいかないことも、ままあります。

もしかしたら春香さんのお母さんは、心のどこかでそれがわかっていたのかもしれない、そんな気がしています。

第7話

逝ってきます

2人の子どもと年老いたお母さんを抱えて

近所の酒屋の浜屋さんに、ある日、他県に嫁いでいた一人娘の登紀子さんが帰ってきました。

離婚をし、子どもを連れて戻ってきたのです。彼女が言うには、離婚の原因は、夫の浮気が絶えず、我慢の限界が来たからだということでした。

実家に帰ってきてからは、また昔のように、軽トラックに乗って酒屋を手伝い始めました。

彼女は、みんなから〝ときちゃん〟と呼ばれて親しまれています。明るくて正義感の強い、女子プロレスのジャガー横田みたいな感じの人です。

好きな人と結婚できたのに、その相手に浮気されて離婚とは、つらいだろうと思います。けれども、ときちゃんは毎日、笑顔でよく働いていました。80キロは超えようかという大きな体格で、小さな軽トラがもっと小さく見えました。

浜屋のご主人も、ときちゃんが嫁いでから17年もの間、ひとりで注文取りや配達に回っていたのですが、また娘と一緒に酒屋の仕事ができるのを喜んでいるようでした。


ところが、ご主人は、ときちゃんと一緒に仕事をし始めて間もなく、心臓病が悪化して亡くなってしまったのです。ご主人は、12年前にカテーテルの検査を受けていましたが、「注文してくださるお客さんがいるかぎり、仕事せんと」と、1軒1軒、みりん1本でも配達してきたのです。

近所に大きなディスカウントショップが次々と開店していくなかで、浜屋さんは、地域にたった1軒だけ残った小さな酒屋としてがんばっていたのですが、ときちゃんと年老いたお母さんだけでは、仕事の切り盛りもできなくなり、ついに店を閉めることになってしまいました。

しかし、ときちゃんは、まだ高校生と中学生の子どもとお母さんの面倒を、ひとりで見なければなりません。そのためヘルパーの資格を取って、デイサービスで働くことになったのです。

少ない介護職の給料で4人の家族が食べていくのは大変でしたが、それでも毎朝、自分と2人の子どもと、お母さんの歌子さんのお弁当を作って、笑顔で仕事に出かけていました。

「残り物やけどね、別々のところで家族が同じ昼ごはん食べてるって思うと楽しいよ」

ときちゃんはそんなふうに言っていましたが、歌子さんはそうでもないようでした。

「同じ弁当ねえ。私はハンバーグとか、スパゲテイとかは、あんまりおいしいとは思いまへんけどね。作ってもろて、こんなこと言うたらあきませんなあ。ははは……」

歌子さんは、はっきりものを言いますが、感謝の気持ちは、いつも忘れません。

心配する間もない、お別れ

20年の時が過ぎ、ときちゃんも65歳になりました。

上の男の子は、高校を卒業して板前の修業へ。下の女の子も、高校を卒業してしばらく事務員をしていましたが、やがて近所に嫁いでいきました。

その家は、舅《しゅうと》、姑《しゅうとめ》だけでなく、大姑《おおしゅうと》もいる大家族で気苦労も多いせいか、子どもを保育園に迎えに行った帰りに、毎日、実家に寄って気分転換をしていました。

体力のあったときちゃんも、さすがに60歳を過ぎると介護の仕事にも疲れが出るようになりました。

歌子さんも90歳になりました。毎日、シルバーカーを押して買い物に出かけていますが、弱ってきたのがよくわかります。

私が玄関先で花の手入れをしていると、寄ってきて話しかけてきます。

「いつもきれいやねえ。こうやってかわいい花を毎日見ていると、気持ちが楽になるわ」

「歌子さんこそ偉いですね。買い物ですか?」

「へえ。もう目も悪くなってきて、膝《ひざ》も痛いんですけどね、歩かんとな。寝たきりにはゼッタイならんからな。

みんな、私に、『実の娘がヘルパーしてるんやから、ええな』って言うんですよ。『自分で買い物に行かんでも、介護してもろたらええ』と……。私、それだけは嫌ですねん。そやからこうやって、毎日買い物に行きますのや。

毎月、無事に往生できるよう祈願しにも行きますんやで」

「無事に往生できる祈願ですか？」

「そうです。仏様に、歳とってまわりに迷惑かけんとポックリ逝《い》きたい、いうお願いをしておくんです。私、毎朝、仏壇にもそれをお願いしてるんです」

そんな歌子さんを見て、近所の人たちは、「偉い人だ」と感心していました。

3年後。歌子さんも93歳になり、もう、買い物にも行かなくなりました。それでも、私が花に水をやっていると、シルバーカーを押しながら寄ってきます。

「今年は日々草《にちにちそう》がみごとですなあ」

「歌子さんには負けますわ」

「ははは。歩かんとな、歩かんとな」

「今日は暑いから、あんまり遠くへ行かんようにしてください」

「寝たきりは嫌や。下《しも》の世話にだけはなりたくないんや」

「そろそろお医者さんにも診《み》てもらったほうが……」

「私は医者は嫌いやから、行かへんのや。そやから元気なんやし」

と、こんな感じで、診察を受ける様子はありません。93歳まで受診したことがない、というのが自慢のようです。


そんな歌子さんが、「熱が出た」と言って、突然、病院に行ったのです。肺炎が疑われたので、点滴のために1晩だけという約束で、紹介された病院に入院することになりました。

そして、その翌日、病院で亡くなったのです。

心配する間もない、お別れでした。

お通夜は、近所の人たちが大勢集まり、歌子さんの話でワイワイ盛り上がりました。

「歌子さん、大往生やったな」

「そうや、言うてたとおりの無事往生や」

「それにしても、あの歌子さんが、よう医者に行ったもんや」

「そやで。あのまま家で亡くなってたら、変死扱いで警察呼ばなあかんとこやったで」

「そんなことになったら、検死ということになるらしい」

「検死て何?」

「あんた、ドラマ観たことないんか? 医者に診てもらわんと死ぬとな、不審な死に方になって、警察が来て、カイボーされるんや」

「ふうん。歌子さんも刑事ドラマ観て、知ってたんかな?」

「でも、医者に行って、しかも入院してたんやから大丈夫や」

「亡くなったのに大丈夫って、何が大丈夫なんやろ？」

「そら、あの世のええとこに還《かえ》れたんやない？　というこっちゃ」

「これでよかったんや。93歳で1泊入院なら大往生や」

「ワシも、歌子さんみたいな死に方がええな」

「あんたはあかんわ。悪いことといっぱいしてるから」

「祈願は効くんかな？　ワシもしとこうかな？」

「そやから、あんたはあかんて。にわか信心はあかんのや」

「歌子さんがそんな、信心深い人やったとは思えんけどな」

「けど歌子さん、入院は嫌や言うてたけど、仏さんもそれだけは聞いてくれんかったんかな？」

「それはわからんけど、ときちゃんにとっては、それでよかったんやと思うわ」

「そうやな。私も介護の仕事で、いろんな人を見てきたけど、最期までトイレに行って、ごはんも食べて……。あれは最高の逝き方やった。うん、おばあちゃんはいい人生やったと思うわ」

と、こんな具合になったのも、歌子さんの人柄でしょう。お通夜は賑《にぎ》やかに過ぎていきました。

「わかったころに終わるんやな……」

四十九日のとき、私はお参りに行って、ときちゃんと話をしました。

「大往生はよかったけど、なんか……歌子さんいなくなって寂しいな」

「おばあちゃん、医者は嫌いやったのに、自分から医者へ行くなんてな。不思議やな。

おばあちゃん、あの日、『この熱はいつもと違う』と言ってお医者さんに行ったんや。そしたら、念のために1日だけ入院しようということになって。嫌がるかと思ったら、意外とあっさり入院したわ。

それで私、『病院に泊まろうか？』って聞いたの。そしたら、『自分でトイレも行けるから、それはいい。熱だけやから、点滴が終わったら楽になる。明日、退院やから迎えに来て』って……。

おばあちゃんは、翌朝、看護婦さんが検温に行ったら、『しんどいから、もう食事は要らない』って言ったんだって。それから看護婦さんが点滴をしに行ったら、もう亡くなっていたの。だれもいないときに、ひとりで逝ってしまった」

そう言いながら、ときちゃんは泣き出してしまいました。

「ほんとうに歌子さん、祈願どおりになったたねえ……」

「確かになあ。

……まあでも、みんな、すごい大往生なんて言うけど、一緒に暮らしてたら、いろいろあるわ。外に出るときはしっかりしてるけど、家のなかでは、93歳は93歳よ。他人に言えないこともあったわ」

「93歳は93歳……。そうやな」

「私も68歳やから、ちょっとしたことでも我慢できなくなって、ずいぶん冷たいこと言うてしもた。


なんで、もうちょっと優しくできんかったんやろ。思い出すのは、そんなことばっかりや」

ときちゃんは、また泣き始めました。

「仕事やったら優しくできるのにね」

「そうなんよ。他人には優しくできるのに、身内にはできんかった。介護は後悔が残るっていうことが、ようわかった。

今やったら……今やったら、もっといい介護ができるような気がする。けど……私ももうトシで、仕事続けるのは無理やから。

わかったころに終わるんやな……」

わかったころに終わる――。そのとおりだなと思いました。

夢で挨拶に来てくれた歌子さん

それからしばらく経《た》ったある夜、私は歌子さんの夢を見ました。

夢に出てきた歌子さんは、シルバーカーは押していませんでした。派手な服を着て、きれいに化粧をしていました。いっぱい荷物を入れた紙バッグを両手に持って、花に水をやっている私のところへ挨拶《あいさつ》に来てくれたのです。

「あれ、歌子さん、きれいになって」

「お世話になりましたねえ。今から、私、お世話になった方々にご挨拶に回ろうと思って」

夢のなかの歌子さんは、いつもの関西弁ではなく、標準語を話していました。

「登紀子には、迷惑かけたくなかったんです。

あの子は夫の浮気が原因で離婚して、つらい気持ちで戻ってきたけど、うちは貧乏だったので、しかたなくヘルパーの仕事をして……。でも、給料安いし、歳とったらしんどいと思います。

やっと子どもが大きくなって、独立して手が離れたと思ったら、今度は私が歳とって……。登紀子はいつも明るく振る舞ってましたけど、ほんとうはつらかったと思います。

だから、あの子にだけは迷惑かけないようにと思って。私まで、あの子にしんどい思いさせるわけにはいかないでしょ」

(そうだったのか——)

した。

「あなたもお元気でね」

そう言って歌子さんは、荷物をいっぱい持って、さっさと歩いていきました。

夢から覚めた私は、不思議な気持ちでした。とてもリアルな夢でした。歌子さんに聞きたいことがもっとあったのですが、なぜかあまり話をしませんでした。

わが子に迷惑をかけたくない一心で歌子さんは病院に行き、〝1日だけ辛抱して入院した〟のでしょう。

そして、だれもいない間に逝ってしまった――。

歌子さんは、ときちゃんにそばで泣かれると決心が揺れて、あの世に逝けなくなりそうだと思ったのかもしれません。ここでスムーズに逝かないと、ほんとうに寝たきりになってしまいます。

歌子さんは、ときちゃんをこんなかたちで愛していたのです。

私は、夢のなかの歌子さんの後ろ姿を思い出しました。きれいにして、お世話になった人たちのところへお礼の挨拶に出かけているのですから、歌子さんはきっと、いいところに還っていったのでしょう。

歌子さん、無事に往生したことを報告に来てくれたんですね。

第8話

お義父さんが残してくれたもの

お嫁さん任せの家族

嫁の立場で介護をすることは、ほんとうに大変なものです。

小学校の教師をしている中野智子さんは、自動車メーカーの技術開発をしているご主人の晃《あきら》さんと、高校生と中学生の子どもたちの4人家族。同じ市内に、ご主人の実家があり、80歳近くになるご主人のご両親、晃《こう》一《いち》さんと敏子さんが住んでいます。

ご主人には2人の姉がいて、長女の豊子さんは、隣の県に嫁いだ専業主婦。次女の春江さんは独身で、同じ市内で高校の教師をしており、2人は、ときどき実家に帰ってきていました。

ある日、智子さんの姑《しゅうとめ》の敏子さんが、心筋梗塞《こうそく》の発作を起こして、私の病院に救急入院してきました。

「お母さん！　お母さん！」

智子さんより先に、智子さんのご主人の晃さん、舅《しゅうと》の晃一さん、義姉の豊子さん、春江さんが次々と駆けつけました。晃一さんは、杖をついて心配そうにしています。

主治医が晃さんを別室に呼んで、説明を始めました。

「……はあ、そうですか」

思った以上に敏子さんが重症だったので、晃さんはショックが大きいのか、ぼんやりしています。

「それで、今夜ですが、念のために、どなたか、そばについておられたほうがいいかと思います。患者さんは高齢ですし、急な入院で不安だと思うんです。夜中にひとりだと、精神状態が混乱することがありますから。

それで、心臓のほうですが……」

「あ、先生。もうすぐ家内が来ますから……」

主治医が、心臓の解剖図を描いて説明を始めようとしていますが、晃さんは話を聞いていないようです。ようやく妻の智子さんが到着すると、晃さんはホッとした表情になりました。

「遅いじゃないか。おれはオヤジとお姉ちゃんと一緒に、お袋のそばにいるから。先生、後の説明は家内にお願いします」

そう言って晃さんは病室に戻っていきました。

主治医と、主治医の横にいた私は、唖然《あぜん》として晃さんの後ろ姿を見送りました。

そんな私たちに、智子さんは、黙って自分の名刺を取り出し、携帯の番号を書いて渡してくれました。名刺には「市立K小学校　教諭」とあります。小学校の先生らしく、名刺に書かれた文字がきれいです。

「姑は、心臓でこちらにお世話になっておりました。まさか、こんなに急に発作を起こすなんて……」

ゆっくりわかりやすい話し方をする智子さんは、50歳くらいでしょうか。色の白い女性で、少し痩《や》せていましたが、健康そうです。

主治医の説明が終わり、私と一緒に智子さんが病室に入ると、真っ先に晃さんが問いかけてきました。

「どうやった？　先生の話は？」

「まだ何とも言えない状態ですって。できれば今夜は、だれかそばにいたほうがいいんだって」

「え？　病院に泊まる？」

「私、明日は授業があるから、今夜はもう帰るわ」と、次女の春江さん。

「ほな、私も終電が気になるから帰るわ。晃、あんたが付いて」と、長女の豊子さんは帰り支度をしています。

晃さんは、あっけらかんと、こう返します。

「おれは男やから、あかんわ。智子が病院に泊まるから、何かあったら連絡するやろ」

私は、思わず智子さんの顔を見ました。黙っています。

「いや、今夜はわしが付いてるから」

と、思い余った晃一さんが申し出ましたが、晃さんがぴしゃり。

「何言うてるんや。お父さんが付いてたら病人が増えるだけや」

(……だれも智子さんの都合を聞かないのかしら)

そのことに私はびっくりしましたが、結局、その夜は智子さんが泊まることになりました。

「お母ちゃんが先は、困るわ」

お姑さんは、3日目くらいから意識がしっかりしてきて、食事もできるようになり、ベッドの上で足を動かす訓練が始まりました。ところが2週間くらいして、再び発作が起こったのです。かなり危険な状態でした。杖をついたお舅さんと豊子姉さんが駆けつけ、次にご主人が病室に駆けつけました。みんな黙って心配そうにしています。

そこに主治医が入ってきました。

「あの、家族の方は揃《そろ》われましたでしょうか？　説明しておきたいと思いますので」

「あ、それやったら晃とお父さんで聞いてきて」と、豊子姉さん。

「え？　おれは病気のことは聞いてもわからへんしな」と、ご主人。

「ああ、いいから。わしが聞いてくる」

そう言って、お舅さんが杖をついて立ち上がりました。

お舅さんが病室から出るとすぐに、豊子姉さんが晃さんに耳打ちしています。

「お母ちゃんが先は、困るわ……」

「おい、そんなこと言うなよ。それに何かあったら、あとは智子が面倒見るやろうから……」

「智子さんは学校の先生してるし、公務員やから辞めるのはもったいないわな。春江はひとり暮らしやから、春江が面倒見るという方法もあるな」

「そんなことは、そのときになってから考えたらいいことや」

「あんたは何にも考えてないんやな。これやから男は呑気《のんき》なんや。あんた、智子さんに逃げられんように、しっかりせんとあかんで」

「おれかて、仕事が大変なんや。どこでも今、人件費削減で、ボーナスどころか給料も危ないんやぞ。お姉ちゃんこそ、男のしんどさがわかっとらん」

この会話、敏子さんが聞いたら、どう思うでしょうか……。

その日、私はロッカールームに戻ろうとエレベーターを降りたところで、駆けつけた智子さんに話しかけられました。

「お世話になっています。お義母《かあ》さんの状態はどうでしょうか?」

智子さんは落ち着いてゆっくり話しています。嫁の立場だけに冷静です。

「そうですね、ちょっと厳しそうです。たぶん今、主治医が待っているかと思います」

私は軽く会釈をして通り過ぎようとしたのですが、何だかユニフォームが引っ張られたような気がして、思わず振り向きました。智子さんはその場に立ち止まったままでした。暗い顔をしているのが気になったので、声をかけました。

「お嫁さんの立場も大変ですね」

「そうなんです……。

姑はおそらくもう、ダメだと思います。それより……残された舅は、糖尿病で高血圧なんです。それって合併症の心配がありますよね……。

あ、すいません、引き止めてしまって」

智子さんは、固い笑顔を作ってエレベーターに乗り込んでいきました。

私には、智子さんの気持ちが、ひしひしと伝わってきました。

智子さんが考えているのは、危険な状態にある姑のことだけではありません。姑が先に逝《い》ってしまったら、糖尿病と高血圧を抱えている舅が残される……。その後がどんな展開になるのか私には手にとるようにわかり、ちょっと気が重くなりました。

お姑さんは、その夜、亡くなりました。

「あんたの親ですよ！」

半年後。智子さんが心配していたとおりのことが起こりました。80歳のお舅さんが脳梗塞で入院してきたのです。

幸い、軽い左半身麻痺《まひ》だったので、言語障害もなく、3週間もすれば退院して自宅療養できるだろうと思われました。

お舅さんは、看護学生が担当して一緒にリハビリをすることになりました。

智子さんは、思いのほか元気そうでした。

「まあ、先生、姑のときはお世話になりました。

今度は若い看護学生さんが付いてくださってるので、舅が退屈しなくて済みます。舅は昔、私が新任の教師だった時代の上司だったんです。今は優しいおじいちゃんですけど、昔は厳しい先生でしたのよ。学生さんが付いてくださると、現役時代のように、いろいろ〝教える〟ことができて、張り合いになります」

確かに、元教師のお舅さんにとって、学生は孫のようであり、生徒のようでもあり、とてもよい関係ができて、順調に回復していきました。

でも、家族の問題は残されたままです。

退院が近づいたある日、私はさりげなく智子さんに聞きました。

「退院、ですね」

「ええ……」

智子さんは暗い顔になりました。

(やっぱり、お舅さんを引き取るのかな……)

智子さんは、院外処方でもらった薬の袋を持っていました。

(だれの薬なんだろう……。まだ退院してないから、お舅さんが院外で薬をもらうことはないはずだけど)

よく見ると、袋の名前は「中野智子」でした。

「あら、どこか悪いんですか?」

「これですか? 実は私、血圧が高くなっちゃって」

お姑さんが亡くなった後、ひとり暮らしのお舅さんを気遣っていた苦労がしのばれます。まして、お舅さんを引き取った後の大変さを思うと、私も気安い言葉を口にできません。

その気持ちを察したかのように、智子さんはつぶやきました。

「ご存じのように、うちの主人は、私が舅の介護をするものと思い込んでいます。介護をしないとは言いませんけどね、でも、私がどれだけ大変か、あの人は何にもわかってないんです。

私、離婚も考えたんです……」

智子さんは、思いつめたように言葉を吐《は》き出しました。

「実の親の介護とは違いますからね」

私も思わず言ってしまいました。

「それなんです。私、何回言いそうになったか……『あんたの親ですよ！』って」

「お義姉《ねえ》さんたちは？」

「それが難しいですわ。『ありがとう』とか『お願いします』とか言ってくれたら、私の気持ちも軽くなりますが、何にも言いませんから……。嫁の立場って損ですね。

せめて主人にだけはわかってほしいって思いましたけど、それも、もういいです。

舅の発病が、もう1カ月早かったら、私、確実に離婚してたと思います」

「発病がもう1カ月早かったら、って?」

「実はですね、舅が入院してる間に父親が倒れたので、私、実家に帰ってきたんです。実家は三重県で、近くに兄と弟が住んでいますけど、私の実家も母のほうが先に亡くなったので、やっぱり父をだれが介護するか相談していました。

そしたら弟のお嫁さんが、『私が介護をします』って、あっさり申し出てくれたんです。それ聞いて、『偉いなあ、この人』って思いました。だったら私は、舅を引き取って介護しようかって思い直したんです」

そう言って智子さんは笑っていました。

(智子さんのご主人、まさか智子さんが離婚を考えていたなんて、思いもしてないだろうな……）

「学校、辞めてよかったですね」

お舅さんは、看護学生と一緒にリハビリをがんばりました。その結果、また杖をついて歩けるようになりました。そして、かわいい孫のような、生徒のような看護学生に見送られて退院していきました。

それから私は、ときどきお舅さんの外来受診に付き添ってきた智子さんに出会うようになりました。

「その後、お舅さんはお元気ですか？　介護は夜中も続きますから、ご家族はしんどいですね。ご主人は少しはわかってくれるようになりました？」

「……あの人はもともと、人の気持ちが理解できる人じゃないんです。

それにたとえ、わかったとしても、対処はできないと思います。私が介護するのは当然だと思っていますわ。

ふぅ……いったいいつまで介護が続くんでしょうね？　私の50代を返してくれって言いたくなります」

「そうですか……。仕事は大丈夫ですか？」

「学校ねえ……辞めたんです。もういいんです。学校も最近は、いじめの問題で大変ですから、舅の介護をしてるほうがいいかもしれません」

智子さんは他人事《ひとごと》のように話していました。でも、寂しそうな感じがして、私は思わず、こう声をかけていました。

「学校、辞めてよかったですね」

「えっ？」

予想外の私の言葉に、智子さんはひどく驚いた顔をしました。

「あの、私……それでよかったんでしょうか?」

「ええ、辞めてよかったんだと思います。ほんとうにそう思います」

智子さんは、少しホッとしたような表情になりました。

私は、智子さんが50代の半ばになって小学校の教師を続けていくのは、かなりしんどいのではないかと思っていました。若いころは仕事ができた人でも、歳をとると、ただでさえ仕事がしんどくなってきます。しかも智子さんは、経済的な理由で公務員を続けていたのです。

舅の介護をしながら、給料のために続けているなら、ますます仕事はつらくなります。介護もつらくなります。家庭のなかでしんどいときに、仕事がうまくいくはずがありません。かといって、智子さんにしてみれば、「なぜ私が仕事を辞めてまで介護を?」と、理不尽な思いは募るばかりだったでしょう。

言い換えれば、智子さんが学校を辞めたのは、自分の老いを受け入れたからだと言えるかもしれません。そんなとき、次の扉が開かれていくことを信じられるかどうか、難しいところです。

私は、家族のだれにも言えなかったであろう智子さんの胸のうちを受け止めたいと思いました。そして、心から労《ねぎら》いたいと思ったのです。

背中を押してくれた舅

そんな状態が４年くらい続いたでしょうか。ある日、久しぶりに外来で会った智子さんは、すっきりした顔をしていました。

「舅ですけど、昨年亡くなったんです。いろいろ心配してくださってありがとうございました」

「亡くなられたのですか？　そうですか……」

「そういえば荻田先生、今だから言えることなんですけど、ずっと前に、先生に『学校辞めてよかったですね』って言われて、私、すごく気持ちが軽くなったんです。

私、このまま給料のためだけに教員を続けても、定年を迎えるころには身も心もボロボロになってしまう、そう思ったものの、いざ辞めようとすると、なんか……つらかったものですから」

「お舅さんは、その気持ちをわかっておられたのではないでしょうか？」

「そうかもしれません。だれもいない職員室で私がひとり考え込んでいたとき、『辞めたらいい』って舅の声が聞こえたような気がしたんです。

私が教師になったばかりのころのように、優しくそばにいてくれたように感じました。そのとき……なぜか、こみ上げてきて……」

そう言いながら、智子さんは涙をこぼしました。

「だれかが『辞めてもいいよ』って背中を押してくれないと、なかなか踏ん切りがつかないですよね」

「舅は、私の気持ちがわかっていたんですね。私が家に帰って舅に『学校辞めたの』って言ったら、『そうか。もう自分が持っていてもしかたがないから、これをあんたに渡しておく』って、私にこっそり通帳を手渡してくれたんです」

「通帳?」

「実はね、小学校の校長をしていた舅の年金は、けっこう多かったんです。教師をしていたころの私の給料と、あまり変わらないですから」

「それだったら、仕事してるよりよかったじゃないですか」

「そうなんです。おかげで気が楽になりましたし、体調もよくなって、友だちと食事や映画に行ったりして。やりたかった勉強もできたし、今となっては舅に感謝してるんです。振り返ってみれば、介護はあっという間でした……」

智子さんはあらかじめ、こうした結果がわかっていたら、あんなに迷わなかったのではないかと思います。迷わず教師を辞めて、介護をすることを選んだことでしょう。でも彼女は、「お舅さんの年金」のために介護をしたわけではありません。

お舅さんは、なんてすごい仕事をなさったのだろうと、私の胸に迫ってくるものがありました。

「私、ほんとうに舅との縁を感じます。舅は介護されることで、しんどかった仕事を私が辞められるようにしてくれただけじゃなく、経済的にも私を護《まも》ってくれていたんです」

「そのときは気づきませんけど、後でわかるんですね」

「そうなんですよね、渦中にいるときはわかりませんけど……。

それにね、私が年金の出る年齢になったとき、舅は逝ったんです。これもすごいことだと思います。それまでがんばって私を支えてくれたような気がします。私、生まれ変わったら、舅のために、何かしてあげたいです。今はほんとうに、そう思えるんです」

「縁というのは、不思議なものですね」

「不思議といえば、こんなことがありました。舅は、亡くなる1週間くらい前から、『夕べは母親が夢に出てきた』とか、『亡くなった兄が久しぶりに来た』とか、言うんですね。

亡くなる3日くらい前には、食事を持っていくと、『ありがとう、もう要らないから』って言ったんです。

私、その言葉を聞いて、何だかすごく寂しくなっちゃって……。

それからすぐ、意識がなくなりました。人ってこんなにも簡単に逝ってしまうんだなと思いました」

「何だか、お義父《とう》さんは、あなたにだけ『ありがとう』って言いたかったような気がしますね」

智子さんのつらさをだれよりわかっていたのは、ほかでもない、介護されていたお舅さんです。黙って智子さんに通帳を渡したお舅さんの気持ちは、察してあまりありました。

「私にだけ？　そんな……私のほうこそ、ありがとうと言わなければならないのに……」

智子さんは、静かな涙を流していました。

話し終えて、病院の出口に向かう智子さんの後ろ姿は、輝いていました。初めて病院で出会ったころ、残された舅の今後を心配していた彼女からは、とても予想できない姿でした。

「あ、それから先生。これ、内緒なんですけどね。うちの主人は、舅の年金がいくらあったか、知らないんですよ」

最後にそう言って、いたずらっぽく笑った智子さんの顔が忘れられません。

私は智子さんを見送りながら、心のなかで言いました。

「智子さん、お疲れ様でした。永遠に続く介護って、ないんですね」

あとがきにかえて

奈良時代の仏教の世界には、看病僧という役割があったそうです。お坊さんにとって、看病は、功徳《くどく》を積む大切な修行のひとつとされていました。

看病は、それをすれば死後の世界でより大きな幸せが得られるというほど、尊い慈悲の行いだと考えられていたのです。

でも私は、家族の看病や介護をしている方たちを見ていて思うのです。他人の看病をしているお坊さんより、たったひとりを介護し、看取《みと》る家族の方のほうが、実は、すごい修行をしているのではないかと――。
なぜなら、家族には逃げ場がないからです。
そうして追い込まれて疲れがひどくなると、疑問が次々に生まれてきます。

この経験に、いったい、どんな意味があるの？
これは、いったい何なの？
なぜ私がこんな修行をしなければならないの？

本書に登場した方々は、こうした問いを何度も繰り返しながら、老いや病、そして死を真剣に見つめていかれました。
苦しいなかでも、厳しい現実が迫ってくる理由を問い続けるのは、もっと人を愛せる自分でありたい――そう願っているからではないでしょうか。

けれども、看病も介護も、必ず終わりがやってきます。

どんなに迷い、悩んでも、「これでよかったんだ」と思える日は、必ずやってきます。

この本で取り上げさせていただいた方々の物語が、それを示しているのではないかと思います。


私は、かつて臨床で、実習が終わったばかりの若い看護学生に対して、涙を流して感謝なさっている患者さんの姿を、何度も目にしたことがあります。

経験もない未熟な学生は、役に立つことなど、ろくにできていません。それでも患者さんは、心の底から感謝されているのです。

患者さんたちは、どの方も同じことを言われます。

「私がいちばんつらかったとき、あなたがそばにいてくれました。だからがんばれた。あなたは、私のしんどさをわかってくれた人です。そんなあなたが、これからナースとしてますますがんばってくれることを願っています」と――。

私はそうした場面を何度も共にするうちに、楽しい時間を一緒に過ごした相手より、苦しいときを一緒にがんばってくれた人のほうが心に染み入るのだ、ということに気づかせていただきました。看護技術が未熟でも、そばにいて一緒に苦しんだ看護学生の存在が、患者さんの胸に響いたように――。

そして、やがて看病や介護が終わり、時が経《た》つうちに、旅立たれた方を思い浮かべては、「ほんとうはあの人はがんばっていたのだ」「この人は優しい人だったのだ」「私の下手な世話や、優しくない言葉に耐えてくれたんだなあ」と振り返るときが来るのではないかと思います。

そのとき、相手の方もあの世から、「あなたも私のわがままによく付き合ってくれましたね」と、感謝の気持ちを送り返してくださっているような気がしてなりません。

こうして、老い、病める方たちと「一緒にがんばったんだな」と思え、お互いに感謝の気持ちを送り合えたと感じられたとき、それは、しみじみと愛を紡いだ思い出、人生の宝物となって、心のなかに生き続けるのではないかと思うのです。


昔から、仏教では人生を「生・老・病・死」で表しているように、できれば避けたいと思う老いも病気も、私たちの人生の一部だと思います。だとすれば、看病や介護、そして看取りも、人生ドラマに煌《きら》めきを添えてくれる、私たちの人生の一部なのではないでしょうか。

そう考えてみると、介護や看取りをするのも、「ご縁」なのだなあと思わずにはいられません。もしかしたら、生まれてくる前に、介護し介護されることを、看取り看取られることを約束してきたのかもしれないとさえ思います。

であればこそ、いつの日か、「しんどかったけど、これでよかった。ありがとう」と思えるときがきっと来る——。私はそう信じてやみません。

そして、実際に、介護の現実に私たちが立たされたとき、「ありがとう」と言える幸福な自分を信じてみたいのです。そのような、私のささやかな願いを、『「ありがとう」と言えてよかった。』という書名に託してみました。

最後に、私に、生と死について考え、愛の本質を見つめ続ける機会を与えてくださった、本書に収録の方々をはじめとした、すべての皆様に、心からの感謝をささげます。

二〇〇八年一月

荻《おぎ》田《た》千《ち》榮《え》

参考文献

『人生には何ひとつ無駄なものはない』（遠藤周作著　海竜社）
『愛と癒しのコミュニオン』（鈴木秀子著　文春新書）
『ドクター柏木が語るピンピンコロリ学』（柏木政伸著　しょういん）
『生命《いのち》の法』（大川隆法著　幸福の科学出版）
『復活の法』（大川隆法著　幸福の科学出版）

本書の内容は、すべて実話に基づいていますが、
関係者のプライバシー保護のために、
名前や年齢等、一部の設定を変えております。

著者：荻田　千榮（おぎた・ちえ）

1947年、京都市生まれ。

1969年、京都府立医科大学附属看護学院（現・京都府立医科大学医学部看護学科）卒業後、同大学附属病院の内科・小児科・救急外来・混合外科病棟に勤務。

1977年、京都府立医科大学附属看護専門学校の教壇に立ち、以後、洛和会京都看護専門学校、京都私立病院協会京都保健衛生専門学校、同協会京都中央看護専門学校、京都府医師会看護専門学校の教師を歴任。

著書に『あなたがいてくれてよかった。』（幸福の科学出版）、『愛から始まる～看護・介護と愛～』（メディアジャパン）がある。

また、1992年から2001年まで佛教大学専攻科仏教看護コースの非常勤講師を務め、「僧侶の臨床実習」「入棺体験実習」（京都府医師会看護専門学校紀要創刊号）の論考を発表するなど、宗教的な死生観と医療との関わりにも造詣が深い。


「ありがとう」と言《い》えてよかった。

――介護と看取りの心を見つめて

2008年2月27日　初版第1刷

著　者　荻田《おぎた》　千榮《ちえ》

発行者　本地川　瑞祥

発行所　幸福の科学出版株式会社
〒142-0051　東京都品川区平塚2丁目3番8号
TEL(03)5750-0771
http://www.irhpress.co.jp/

印刷・製本　株式会社 堀内印刷所

落丁・乱丁本はおとりかえいたします
© Chie Ogita 2008. Printed in Japan. 検印省略
ISBN978-4-87688-597-8 C0095

あなたがいてくれてよかった。
愛する人を看取るとき

荻田千榮 著

心やすらかな最期を迎えるには？　後悔しない看取りをするには？　千人以上の最期に向き合ったベテランナースが、忘れられない12人の患者さんとの交流をつづった、心あたたまる物語。

定価1,260円
（本体1,200円）

あなたの心を守りたい
女性医師が現場でつかんだ心の危機管理術

舘 有紀 著

臨床の現場に立つ女性医師が、みずからの体験にもとづいて「心の危機管理のコツ」をつづった一冊。医療者、介護従事者はもちろん、過酷な現場で心が〝すり減って〟しまったすべての人の悩みを解決します。

定価1,260円
（本体1,200円）

疲れをためない生き方
もっとタフになるための免疫力講座

安保 徹 著

現代人の多くが悩む「疲れ」の正体と驚きの解消法を、免疫学の世界的権威が解き明かします。目からウロコの「体内メカニズム」「病気の防ぎ方」「タフになるためのシンプル習慣」で、今日から「病気にならない人生」を！

定価1,365円
（本体1,300円）

ユートピア文学賞2006受賞作！

生まれる前からハッピー育児！
小児科ドクターが明かす、おなかの赤ちゃんのふしぎ
上田 隆 著

新生児医療の最先端で活躍する小児科医が、「赤ちゃんの心と体にとって、本当によいお産と育児」を解き明かす。豊富な体験をもとにした、従来の実用書にはない驚きの情報が満載です。

定価1,260円
（本体1,200円）

これで、がんが怖くなくなった。
幸せになる「治療法」と「生き方」
海老名 卓三郎／朝日 俊彦 共著

二人の人気医師が語る、がんにならない生活と、がんを恐れないための心構え。特許取得の画期的な免疫療法と、NHK「こころの時代」でも大反響のストレス解消法で、あなたも、がんが怖くなくなる！

定価1,365円
（本体1,300円）

でも、生きていく。
「自殺」から立ち直った人たち
「ザ・リバティ」編集部 編

苦しみや悲しみの底から、勇気をもってもう一度「生きていこう」と立ち上がる人たち。年間3万人の自殺者が一人でも減ることを願って、自殺未遂者と遺族が実名でつづった、涙と感動の手記。

定価1,260円
（本体1,200円）

大反響

ハーバード大学人気No.1講義

HAPPIER《ハピアー》

幸福も成功も手にするシークレット・メソッド

タル・ベン・シャハー 著
坂本 貢一 訳

世界20地域で発刊決定の全米ベストセラーがついに登場。全米メディアが絶賛の、「成功して幸福になる秘訣」が解き明かされた!! ハーバード大学で受講学生数第1位を誇る講義が、本邦初公開。

定価1,575円
（本体1,500円）

「いい人」には「いいこと」が起こる!

なぜ、ハイタッチな人は成功するのか?

スティーブン・ポスト／ジル・ナイマーク 共著
浅岡 夢二＋夢工房 訳

愛を「与える」力こそが、人生を幸福にし、健康と長寿をもたらしてくれる。この驚くべき事実をアメリカの最先端医学・心理学が実証!「祝福」「育む」などの各レッスンで、あなたの「与える」力を高めます。

定価1,470円
（本体1,400円）

静かな人ほど成功する

仕事と人生を感動的に変える25賢人の英知

ウェイン・W・ダイアー 著
伊藤 淳 訳／浅岡 夢二 監修

超一流の仕事をした25人の賢人たち。その不滅の輝きを放つ名言・名詩が、著者の解説付きで、ビジネスパーソンの新しい力になる! あなたの人生を劇的に変化させる「ダイアー・マジック」の決定版が、ここに!!

定価1,365円
（本体1,300円）

ユートピア文学賞2007大賞受賞作！

走れ！ロボ電!!

コレで世の中変わるぞ！近未来プロジェクト

千馬 勇 著

夢の乗り物・ロボット電車、略してロボ電が実現すれば、日本人のライフスタイルが一変!? 夢とロマン、そしてユーモアにあふれた〝空想科学エッセイ〟。イラスト&マンガがふんだんに盛り込まれた、遊び心でいっぱいの一冊です。

定価1,260円
（本体1,200円）

はじめてのヒーリング・フード

心と体をリセット&エンパワー

須永 晃子 著

魂を輝かせ、「幸せ体質」になるための食生活「ヒーリング・フード7つのメソッド」を初公開!! 特に「みそ」の持つヒーリング・パワーに注目し、ヒーリングみそ汁生活(!?)を提唱します。忙しい現代人必読の、心と体のメンテ本です！

定価1,260円
（本体1,200円）

幸福になるために生まれてきた！

あなたの夢をかなえる5つの鍵

マリ・ボレル 著
浅岡 夢二 訳

フランスの人気ベストセラー作家マリ・ボレルがあなたに贈る、心もからだも生まれ変わる5つの鍵と176のメソッド。幸せに向かってムリなく自分を変えられる、〝幸せと仲良しになる〟ための具体的な方法論が満載！

定価1,470円
（本体1,400円）

生命《いのち》の法
真実の人生を生き切るには

大川隆法 著

「いのち」はなぜ尊いのか!?
生きてゆく心がけ、自殺を防止する方法、いま必要な「魂の教育」、人生の意味——。
生命《いのち》の尊厳を見失った現代人に贈る、法シリーズ第13作。

定価1,890円
(本体1,800円)

復活の法
未来を、この手に

大川隆法 著

「ガンにならない心」「健康の秘訣」から「天国に還る方法」まで、「この世」を超えた視点から語られた、幸福生活の秘訣。
この一冊によって、かけがえのない人生が復活する。

定価1,890円
(本体1,800円)

永遠の生命《せいめい》の世界
人は死んだらどうなるか

大川隆法 著

死は、永遠の別れではない。
脳死と臓器移植の問題、先祖供養のあり方など、あの世の秘密が明かされた書。
本書で説かれる霊的真実が、あなたの常識を根本からくつがえす。

定価1,575円
(本体1,500円)

コーヒー・ブレイク
幸せを呼び込む27の知恵

大川隆法 著

心がふっと軽くなる、スピリチュアルなひとときを——。

幸せな恋愛・結婚、家庭の幸福、人間関係の改善など、ハッとするヒントを集めた、ワン・ポイント説法集。

定価1,260円
（本体1,200円）

ティータイム
あたたかい家庭、幸せのアイデア25

大川隆法 著

どこから読んでも、優しくなれる——。

ありそうでなかった、「優しい家庭をつくる」ためのテキストです。

熟年離婚、嫁姑の確執、夫の浮気……さまざまな問題にやさしく答える一冊。

定価1,260円
（本体1,200円）

人生すべてに学びあり
女性の美しさを輝かせるために

大川きょう子 著

あなたが、妻として、母として、女性として輝くには？

女神の世界に還るための方法や、幸福な家庭を築くためのQ＆Aなど、人生のあらゆる局面での学びが満載。

定価1,365円
（本体1,300円）

心の総合誌

The Liberty ザ・リバティ

毎月30日発売

定価520円(税込)

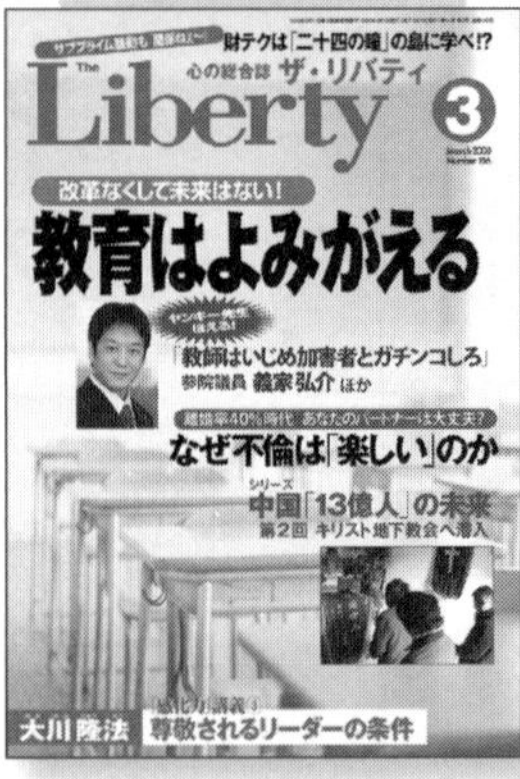

心の健康誌

アー・ユー・ハッピー?

毎月15日発売

定価520円(税込)

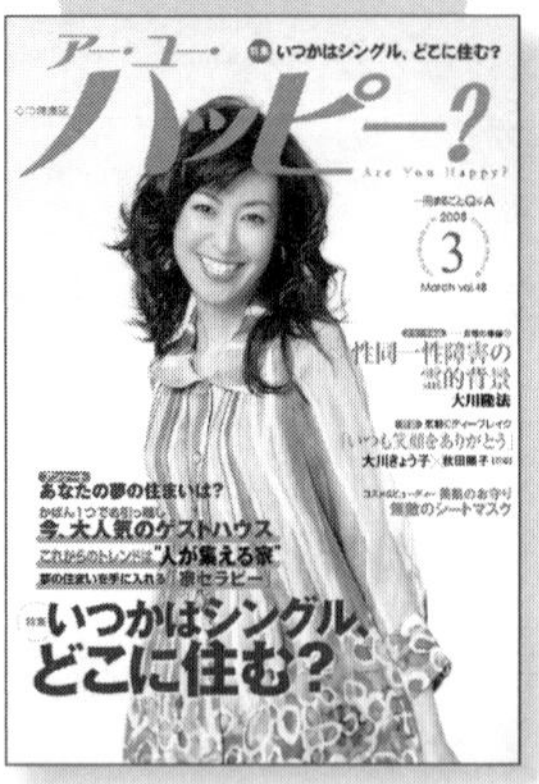

全国の書店で取り扱っております。
バックナンバーおよび定期購読については
下記電話番号までお問い合わせください。

幸福の科学出版の本、雑誌は、
インターネット、電話、FAXでも
ご注文いただけます。

1,470円(税込)以上送料無料!

http://www.irhpress.co.jp/
(お支払いはカードでも可)

0120-73-7707(月～土/10～18時)
FAX:03-5750-0782(24時間受付)